Patient Education Library ①

糖尿病 療養指導が上手になる本

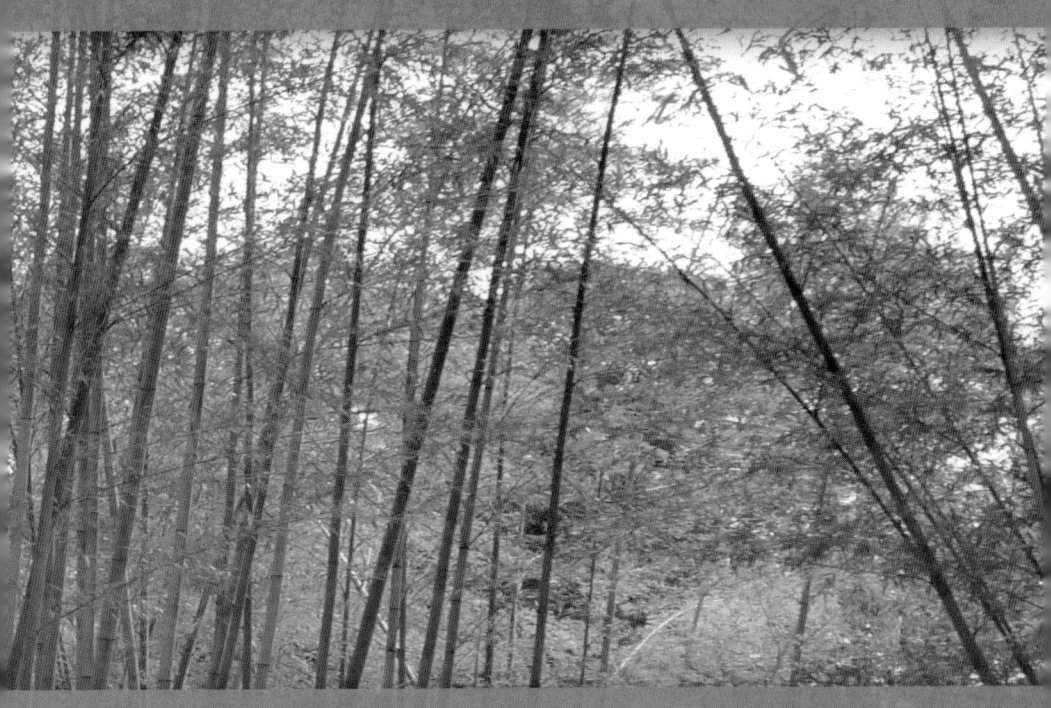

大久保 雅通
内科（糖尿病）久安医院　院長

Kai SHORIN

推薦のことば

 此の度，大久保雅通先生が上梓された「糖尿病療養指導が上手になる本」はコンパクトながら，糖尿病診療のミニマム・リクアイアメントから，応用までがぎっしりと詰まった魅力的な書籍です．

 糖尿病は高血糖状態が持続していることを，血糖値とHbA_{1c}を測定して（時には眼底所見を含めて）診断する病気ですが，網膜症，腎症，神経障害といった三大合併症や心筋梗塞，脳卒中などの動脈硬化性疾患のみならず，最近では，認知症，悪性腫瘍，うつ病，感染症，歯周病などとも関連の深い疾患として再認識されています．

 大久保先生は学究肌のストイックな医師で，お酒をきれいに飲むことができる good looking な（「イケメン」ですね…）かたです．先生の頭の中で，理路整然と整理された糖尿病のすべてがこの書籍にあらわれています．糖尿病診療の基本，検査と診断，合併症，併発症，ライフステージに合わせた療養指導，低血糖の問題点，たばことアルコール，健康食品の扱いなど，どこを読んでも，「ああ，そうだったのか」，「なるほど」と納得できる内容が，理論の裏付けとしての論文の引用とともに丁寧に記載されています．

 パラパラとどこを読んでも，もちろん，通読しても知識の整理に必ず役に立つこの書籍には，感嘆のため息とともに，言葉がもれ出てしまいます．

 「大久保先生，先生と同じように格好の良い，魅力的な書籍を出版されましたね…」

2014 年 1 月
NTT 東日本札幌病院　内科診療部長
吉岡成人

糖尿病療養指導が上手になる本
著者に聞く

Q　大久保先生は，長年LCDE（地域糖尿病療養指導士）のための勉強会を行っていると聞きましたが，その歩みをご紹介ください．

　私は2002年から，地元のご専門の先生方とノボノルディスクファーマ株式会社と共催で勉強会を始めました．現在まで35回を重ねています．これは平日の夜に行っているのですが，2～3年やってみて感じたのは，先生方はご自身の専門領域をお持ちであって，糖尿病の細部ばかりを話題にしてもあまり興味を示されない．そして何回かするうちに，出席されるのが同じ顔ぶれの先生になってしまうということでした．一方で，私たち専門医は診察のときに神経の反射を診るのですが，それを日常診療で行っておられる先生が4～5人に一人しかおられないという実態がありました．糖尿病診療の重要な点をお伝えしたくても，特定の先生にしかできないという状況が続きました．2005年ころから，それではスタッフの皆さんも対象にしてはどうかということで，勉強会の趣旨を変更してみました．こうして徐々にスタッフ向けに変わってきたのですが，さらにサノフィ株式会社から勉強会開催の要望があり，年2回のペースで行っています．この会の参加者は毎回60名くらいで，内7割はスタッフの方たちで，糖尿病あるいは合併症について治療を中心として開催しています．さらに三和化学株式会社と共催で，2006年から始めて今年で第10回になりますが，症例を提示し質問を行ってその集計結果を供覧し，パネルディスカッションをするという形式です．この会は開催場所がよいのかも知れませんが，参加者が100名に達することもあります．しかしこれらはいずれも夜の開催ということになります．

　3種類の夜の勉強会をしてきて感じたのは，夜に参加する人はスタッフであってもやはり同じような顔ぶれになるということです．そこで今から5年前になりますが，毎月1回木曜日の昼間の会をスタートしました．現在57回を重ねているのですが，夜に来られない方が昼のこちらの会には参加されます．この会の参加者はほとんどクリニックの看護師，調剤薬局の薬剤師の方たちです．先日は新しい試みとしてグループ討議を行いました．症例を当院の管理栄養士に作ってもらいました．正直この会でできるか，まだ早いのではないかと危ぶんだのですが，写真に示すように，グループに分かれてとても活発な意見

iii

糖尿病療養指導が上手になる本
著者に聞く

交換ができました．今回まとめた本の基本となる内容は，この昼の勉強会で講演したスライドを元にしています．

このように勉強会はそれぞれ異なる層を引き付けているのではないかと思います．ということで，もともとは医師の勉強会から始まったものですが，今後LCDEの役割は重要であるという認識で，糖尿病診療の全体のレベルアップを図りたいと考えているのです．

Q　日進月歩の糖尿病診療において，LCDEの質を維持し向上させるためにはどうしたらよいでしょうか？

一つにはこのような勉強会を通じて，最新の話題を提供していくということでしょう．もちろん内容が繰りかえしになるときもありますが，学会のガイドラインも3年に1回は改訂されてきていますので，そのたびに新しい知識を取り入れていくことが大事です．一昨年（2011年）広島でLCDEの認定機構が発足しました．2012年3月と2013年3月に2回認定試験を行って，合計377名の方が認定を受けました．一番多いのは看護師でこの中にクリニックの看護師がかなり含まれています．CDEJ（Certified Diabetes Educator of Japan：日本糖尿病療養指導士）では2番目は管理栄養士ですが，われわれのLCDEでは薬剤師と管理栄養士が同数で2位です．薬剤師の中に調剤薬局の薬剤師が多いのです．講演会に参加するのはもちろん大事ですが，一定の講習を受け試験を受けて資格をとるということが質の向上につながるのではないでしょうか．

Q　LCDEの役割に関して心に残る症例，事例がありましたらご紹介ください．

糖尿病専門医がいない地域が，広島県にもたくさんあります．そのような地域で診療のレベルをどのように向上させていくかはとても重要な課題です．広島県の北部のある地域は専門医がいないので，薬剤師の方が中心になってスタッフをまとめ，自ら勉強会を企画し，医師はそれに参加するという形で，診療のレベルアップを図っている例があります．先日私はその地域の勉強会に講演に行ってきました．講演の中で，スタッフの方からの質問もいただきました．

糖尿病療養指導が上手になる本
著者に聞く

　これは従来あまりなかったことで，これまでは勉強会のあとに質問をするのはたいてい医師でした．その後の意見交換会で，今度は具体的な症例の質問をその地域の病院の薬剤師さんからいただきました．私が，ある薬剤を追加したらいいのではないかと答えたところ，それで良い結果が得られたとのご返事を後日Eメールでいただきました．このようにスタッフの方と直接にやり取りができる機会が増えてきて，いろいろな症例に遭遇し，私も勉強させていただきますし，多少ともお役に立てているのではないかという実感がしたところです．
　本書が，LCDEの皆様が日々患者さんの療養指導で抱えておられる疑問や課題に，少しでも解決の糸口になることを願ってやみません．

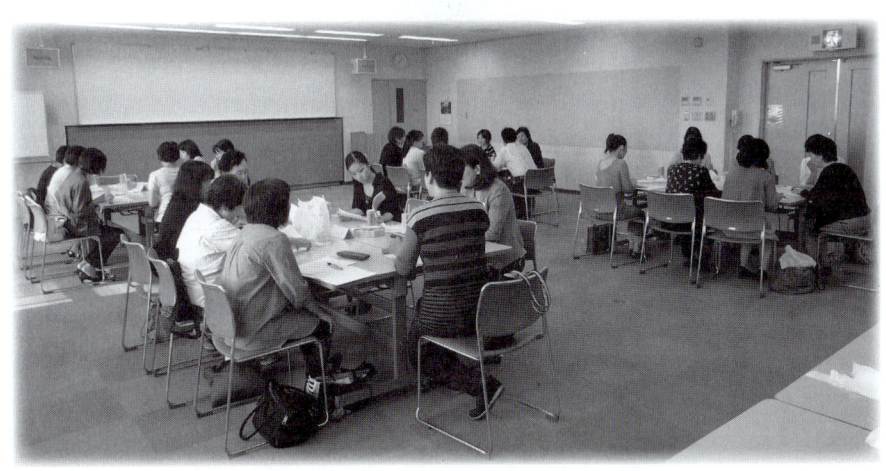

著者略歴

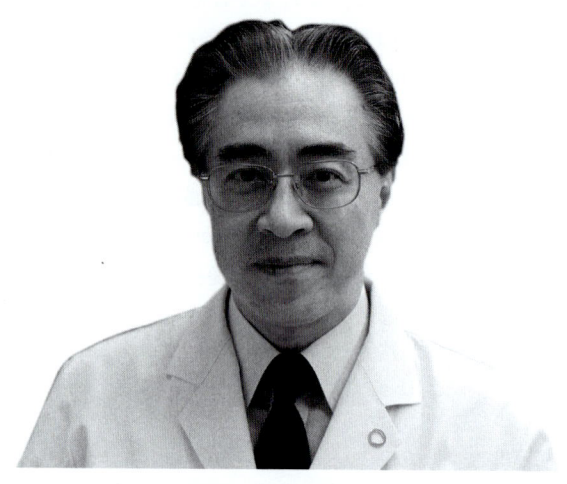

大久保 雅通（おおくぼ まさみち）

1981 年　広島大学医学部卒業
1986 年　米国 NIH 臨床糖尿病栄養部門留学（アリゾナ州フェニックス）
1995 年　広島大学附属病院助手（第二内科）
1999 年　広島大学附属病院講師（第二内科）
2001 年　久安外科・内科医院副院長
2004 年　久安外科・内科医院院長（2007 年に現在の施設名に変更）

contents

序章　糖尿病診療の基本

1. 糖尿病の問診 2
   糖尿病患者さんの問診はどのように すればよいのでしょうか？

2. 糖尿病の診察（身体所見のとり方） 6
   身体所見は何を使って、どのようにして とるのがよいでしょうか？

第1章　糖尿病の検査と診断

1. 糖尿病の検査 12
   糖尿病診療の検査について伺います．どのような検査を，どのタイミングで行うのがよいでしょうか？

2. 糖尿病の診断 18
   糖尿病の診断は最近どのように変わってきているのでしょうか？

第2章　糖尿病の合併症

1. 糖尿病神経障害 24
   糖尿病神経障害はどうすれば理解しやすいのでしょうか．

2. 糖尿病腎症 31
   糖尿病腎症は，2012年版「CKD診療ガイド」でどのように疑問点が解決されたのでしょうか．

3. 糖尿病と脳血管障害 36
   脳梗塞の一次予防，二次予防についてお願いします．

4. 糖尿病と認知機能障害 41
   認知機能障害についての最近の研究や，認知症治療の新しい展開を教えてください．

contents

第3章　糖尿病に併発しやすい疾患

1. 糖尿病と高血圧 ………………………………………… 50
   糖尿病患者さんの高血圧で，療養指導のポイントは何でしょうか？

2. 糖尿病と脂質異常症 …………………………………… 56
   脂質異常症について，わかりやすく説明して下さい．

3. 糖尿病とがん（悪性腫瘍）…………………………… 62
   糖尿病とがんの関連は，最近の研究でどのようにわかってきたのでしょうか？

4. 糖尿病と感染症 ………………………………………… 68
   糖尿病の患者さんに多い感染症を教えてください．

第4章　ライフステージごとの療養指導

1. 妊娠糖尿病 ……………………………………………… 76
   最近妊娠糖尿病の診断基準が改訂されましたが，それはどのような研究成績の結果なのでしょうか？

2. 高齢者糖尿病 …………………………………………… 83
   高齢者の糖尿病療養指導について，具体例をあげて説明してください．

3. ステロイド糖尿病 ……………………………………… 91
   ステロイドによる高血糖の特徴など，ステロイド糖尿病の新しい知見を教えてください．

第5章　その他の療養指導

1. 低血糖への対処方法 …………………………………… 100
   糖尿病患者の低血糖の特徴はどのようなところにあるのでしょうか？そしてどのようにすれば防げるのでしょうか？

contents

2．糖尿病と手術 ･････････････････････････････････････ 107
「血糖値が高いので手術はできない」ということをよく聞きますが，術前，術中，術後で，望ましい血糖コントロールの考え方は最近変わってきたのでしょうか？

3．糖尿病治療とタバコ・アルコール ･･････････････････ 113
糖尿病の患者さんの療養指導に，タバコとアルコールは，どう話せばよいのでしょうか？

4．糖尿病治療と健康食品 ････････････････････････････ 120
健康食品についてよく相談を受けるのですが，どのように答えたらよいでしょうか？

コラム

コラム1．糖尿病診療とPOCT（Point of care testing） ････････ 14

コラム2．高浸透圧高血糖症候群（HHS） ･･･････････････ 89

コラム3．健康食品の定義 ･････････････････････････････ 122

ix

序章
糖尿病診療の基本

　糖尿病について記載した書物はたくさんありますが，問診と診察に十分なページを割いているものは意外と少ないですね．確かに糖尿病ほど数値を気にする疾患はないと思いますが，日常診療の入り口は間違いなく問診と診察です．特に初診時に，この二つをいかに効率よく実施するかが重要と言うことができます．

序章

Q. 糖尿病患者さんの問診はどのようにすればよいのでしょうか？

1. 糖尿病の問診

　50代前半の，初診の患者さんをイメージして，ロールプレイを行ってみましょう．身長170cm，体重85kgの方だと仮定して，会話を進めてみます．

O（筆者）：今のお身体の状態についてお話しいただけますか？
SP（模擬患者）：最近のどが渇いてよく水を飲むようになりました．体重も急に減っているようです．
O：夜中にも水をよく飲むのですか？
SP：そうです．夜にたびたび目が覚めてトイレに行くので，睡眠不足になります．
O：なるほど，夜間の尿の回数も多くなっているのですね．体重ですが，何か月でどのくらい減っているのでしょうか？
SP：はっきりわかりませんが，半年で7〜8kg位ではないかと思います．
O：確かに急激に減っていますね．足が痺れたり，夜中に足がつったりとかはありませんか？
SP：痺れはありませんが，最近夜足がつって痛くて困ったことがありました．
O：そうですね，あれはとても痛いですからね．血糖値が高い時に，夜足がつることは結構多いですよ．目の見え方は悪くないですか？
SP：最近焦点が合いにくい気がします．

序章

O：わかりました．ところで最近血糖値の検査は受けましたか？

SP：2〜3年前に，近所のお医者さんで検査を受け，糖尿病と診断され半年くらい薬を飲んでいました．そのうちデータも良くなり，症状も全然なかったので，その後は行っていません．

O：そうですか，通院してその時にデータは良くなられたのですね．血糖値を記入する手帳はもらっていましたか？

SP：確かにあったと思いますが，今はどこに行ったかわかりません．

O：ああ，そうでしたか．過去のデータはとても参考になるのですが，なくなったのは残念ですね．もしかしたらお家にあるかも知れませんから，また探してみて下さい．

SP：わかりました，帰ったら探してみましょう．

O：糖尿病以外に，手術など他のご病気はないでしょうか？

SP：若い頃に事故で骨を折ったくらいですね．

O：ご両親やご兄弟で糖尿病の方はおられないですか？

SP：両親はなかったと思いますが，兄が糖尿病でインスリン注射をしています．

O：お兄さんは注射をされているのですね．では食事についてお聞きしたいのですが，栄養士さんから詳しく指導を受けたことはありましたか？

SP：前の先生のところで，病院を紹介されて聞きに行ったのですが，あまり難しくて自分にはとてもできないと思いました．

O：最近食事は一日三食ですか？

SP：そうです．でも朝は食パンと牛乳程度ですね．

O：昼は外で食べることになりますか？

SP：ほとんど外食です．時間がないので麺とご飯のセットとかが多いです．

序章

O：ずいぶんお忙しいようですね．夕食は夜遅くなることが多いですか？

SP：そうですね，だいたい10時より前ということはありません．

O：そうするとかなりお腹が空いていませんか？

SP：そのとおりです．だからどうしても食べすぎになって，食べたらすぐ寝る，という繰り返しです．

O：仕事の合間に缶コーヒーなどは飲みませんか？

SP：缶コーヒーは大好きですね，だいたい2～3本は飲んでいますね．

O：お酒はいかがですか？

SP：食事の時に缶ビール2～3本，寝る前に焼酎の湯割りを1～2杯です．前は寝る前は日本酒でしたが，焼酎は糖分がなくて身体によいと聞いたので変えています．

O：身体によいと言っても，アルコールはしっかり入っていますからね，休肝日は必要だと思いますが，それは後からお話しをしましょう．お酒のつまみとかはどうですか？

SP：焼酎と一緒に，ピーナッツやおかきをよく食べます．食べ始めると，つい袋ごと食べてしまいます．

O：運動はあまりされないでしょうか？

SP：以前は通勤で片道を歩くようにしていましたが，最近仕事が忙しくてやっていません．会社でもほとんどデスクワークです．

O：なかなか時間がなさそうですが，何かできることがないかまた一緒に考えてみましょう．最後の質問ですが，タバコは吸われませんか？

SP：以前は2箱吸っていましたが，最近は1箱以内にしています．

O：そこは少し頑張りましたね．それでは診察をさせていただきましょう．

序章

　すでに糖尿病の診断がついている症例で，2〜3年放置している間に血糖値が上昇し，高血糖による自覚症状が出てきました．診察では，末梢神経障害の有無をチェックする必要がありますね．兄がインスリン治療を受けていますが，本人はまだ自分のこととは思っていないようです．食生活に多くの問題がありますので，そこを修正できればきっと体重が減って，血糖値の改善が期待できます．要は，私たちが本人のモチベーションを高めることができるかだと言えるでしょう．

　ここでは全てを一度に聞くようにしてみましたが，実際にはなかなか時間がとれないことが多いと思います．そのために問診票を作って，待ち時間に記入してもらうなど，時間を短縮する工夫をするとよいでしょう．自覚症状以外にも，**表1**に示すような項目を是非聞いておくべきですので，問診票の中に入れておくとよいと思います．

表1. 問診で聴取すべき項目

1. 過去の最大体重
2. 妊娠歴
   巨大児（4kg以上）出産の有無
3. 手術の有無
4. 耐糖能に影響する薬剤
   ステロイド、向精神薬（例＝オランザピン）など
5. 耐糖能に影響する疾患
   膵疾患、肝疾患、内分泌疾患など

Point 診察時に全てを聞くと時間がかかるので，問診票に入れて事前に書いてもらうと便利．

序章

Q. 身体所見は何を使って、どのようにしてとるのがよいでしょうか？

2. 糖尿病の診察（身体所見のとり方）

　まず診察に使う用具として，打腱器と音叉の二つは是非準備をして下さい（図1）．その理由は，末梢神経障害の診断のために，これらが必須だからです．私は打腱器を部位によって使い分けていますが，一つだけそろえるなら②のほうで十分です．専門医の中にはC64音叉を使う人もいますが，一般的にはC128音叉がよいでしょう．

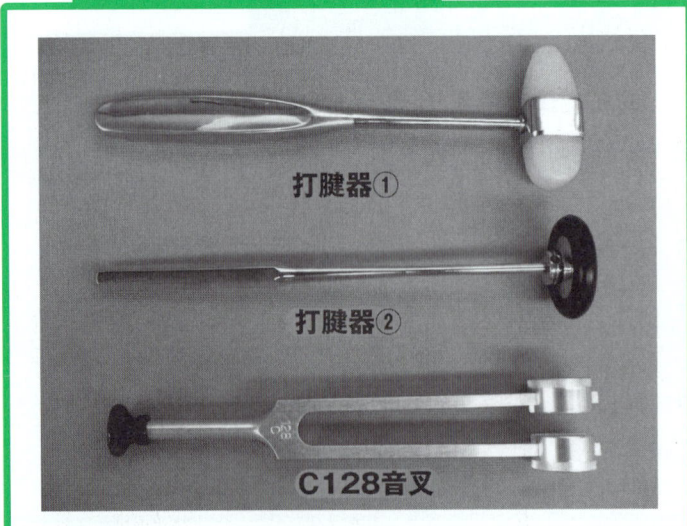

図1. 診察で必要な機器

打腱器①
打腱器②
C128音叉

Point 打腱器と音叉を常備しておく．

序章

　診察では，次の5項目についてチェックをしていきます．もちろん，症状に応じて取捨選択をしてもらって構いません．初診時に全てできるとよいのですが，時間がない時は2～3回に分けて実施すればよいでしょう．診察もチェックリストを作って，それに従って実施すればもれがなくなります．

(1) 膝反射・アキレス反射

　膝反射の時は，私は①のほうの打腱器を使っていますが，もちろん②でも十分検査できます．アキレス反射の検査方法は，成書に詳しく出ていますので，そちらを参照していただけると幸いです[1]．この検査では，②の打腱器を使って，手首のスナップを効かせ，打腱器自体の重みでアキレス腱の上を叩くようにします．

(2) 足背動脈の触診

　両足を同時に触診し，拍動が触れるか，左右差はないかをチェックします．私は示指と中指で血管を挟むようにして触診をしています．皆さん，触診で本当に末梢動脈性疾患（PAD）がわかるのか，少々疑問に思われませんか？**表2**は，吉岡（成人）先生が，米国の文献を日本語に直されたものです[2]．もし足背動脈を触知しなければ，PADの可能性が63～95％あるという内容です．もちろんPADでない可能性も1～27％ありますから，この所見だけで全てでないことはもちろんです．足の自覚症状を訴える患者さんでは，この時に皮膚の温度，色調なども確認しておきます．

(3) 頸動脈雑音の聴診

　左右の頸動脈に血管雑音がないかを，聴診器でチェックします．雑音を聴取する場合は，頸動脈エコー等でプラークの有無を確認します．

序章

(4) 振動覚

　音叉（**図1**）を叩いて，振動を感知する時間を，両側の内踝でそれぞれ測定します．振動覚低下の基準は，音叉を叩いてから10秒以下の場合となっています．この検査は，日常診療の中では，かなり手間がかかるように感じられるため，あまり広く行われて来なかったかも知れません．しかし，自覚症状やアキレス反射と比較すると，より定量的であるところが重要な点です．

(5) 起立性低血圧の有無

　立ちくらみ等の症状がある時は，自律神経障害の可能性があり，無自覚性低血糖を起こすことがありますので，この検査が必要となります．もちろん心電計で，R-R間隔の変動係数（CV_{R-R}）を求めても構いません．起立性低血圧の診断は，臥位から立位にした時に，3分以内に収縮期血圧が20mmHg以上（拡張期の場合は10mmHg）低下する場合とするのが簡便でよいと思います．

表2. 身体所見と末梢動脈性疾患

身体所見	感度	特異度	＋LR	－LR
足背動脈の拍動消失	63〜95%	73〜99%	3.0〜44.6	0.1〜0.4
大腿動脈の血管雑音	20〜29%	95〜96%	4.7〜5.7	0.7〜0.8
片足の皮膚温低下	10%	98%	5.8	0.9
足の色調の異常	24〜34%	84〜97%	1.6〜2.8	0.7〜0.9
足趾皮膚の発毛状態の変化	43〜50%	70〜71%	1.4〜1.6	0.7〜0.8

【吉岡成人：糖尿病患者の全身診察手順．糖尿病診療マスター 1 (1)：11-14, 2003. より引用】

Point 初診時に反射と足背動脈の触診をセットで行う．

序章

　効率的に診察するために，ベッドに横になる前に，まず座ってもらって左右の膝反射を診ます．次に臥位になってもらい，足背動脈の触診，頸動脈の聴診を必ず行います．時間の許す限り，ここで振動覚まで検査をしておいて下さい．しかし，まずは次のアキレス反射を必ずチェックする習慣をつけて欲しいと思います．最後に，アキレス反射を検査して，通常の診察は終わりになります．自覚症状と，アキレス反射の結果が一致しない時は，振動覚の検査が必要です．起立性低血圧を疑う場合は，他の検査と組み合わせるよりも，単独で検査を行ったほうがよいでしょう．

【参考文献】

1) 八木橋操六：Ⅳ．糖尿病神経障害の診断と病期分類．診療に役立つ糖尿病神経障害の新知識，八木橋操六編，東京医学社，東京，pp. 78-87, 2008 年．
(神経障害のマニュアルとしては，最もすぐれた内容を持っている．東北糖尿病合併症フォーラムで行われた実態調査の結果も非常に参考になる．検査法から治療まで，具体的に解説されている)

2) 吉岡成人：糖尿病患者の全身診察手順．糖尿病診療マスター 1 (1)：11-14, 2003.
(糖尿病患者を，限られた時間でいかに効率よく診察するかについて，たいへんわかりやすくまとめてある．ここで引用された文献は McGee SR, Boyko EJ: Arch Intern Med 158 (12)：1357-1364, 1998 である)

第1章
糖尿病の検査と診断

　この章では糖尿病の診療に必要な検査，次に実際の診断についてお話をしてみましょう．身体所見については前の章で触れましたので，ここでは血液検査，尿検査を中心に解説を行います．また，ちょうど2013年5月の日本糖尿病学会において，新しい血糖コントロール目標が示されましたので，そのことについてもこの章で触れたいと思います．

Q. 糖尿病診療の検査について伺います．どのような検査を，どのタイミングで行うのがよいでしょうか？

1. 糖尿病の検査

糖尿病診療には様々な検査がありますが，初診時に必ず行う検査と，初診以降に経過観察のため必要な検査とを分けて考えると理解しやすいと思います．

1）初診時に行う検査
(1) 血糖値

患者さんが空腹で受診するかどうかはわかりません．食後で来院した時は，食事を開始してからの経過時間を記載しておいて下さい．血糖値を院内で測定する場合と，院外に外注する場合があると思いますので，それぞれの注意点を述べておきましょう．

院内で大型の機器を使う場合の注意点はありませんが，自己測定用の簡易型測定器を使う時は，指先で測定するためのものであることを忘れないようにしましょう．静脈で採取した血液で測定すると，正確でない可能性があるということです．最近の測定器はかなり精度も高くなっていますが，それでも誤差は10％程度と言われています．ブドウ糖負荷試験（OGTT）のように，厳密な判定を行う検査の時に使用すべきではありません．

院内測定の場合，正確さと価格面からアントセンス®が手頃で，私も糖尿病を専門とされない先生方によく紹介しています．以前アントセンス®を使って，OGTTの判定を行い，自動分析装置の結果と比較したことがあります[1]．耐糖能の判定区分の一致率は93.5％でした．日常の診療に使用する分にはまず問題がなく，耐糖能の判定が微妙な時に外注検査を併用すれば十分でしょう．アントセンス®は，注目される point of care testing（POCT，**コラム1**参照）に適した機器と考えることができます．

次に院外で測定する場合の注意点ですが，採血の本数を減らすため，生化学用の採血管を使う場合，すばやく遠心分離を行う必要があります．そうしないと，赤血球がブドウ糖を消費するため，得られた血糖値が実際より低くなります．できるだけ，フッ化ナトリウム（解糖阻止剤）の入った専用の採血管を使って下さい．

(2) 尿検査

皆さん，血糖値の次に，なぜヘモグロビン（Hb）A_{1c} が来ないのかと不思議に感じるのではないでしょうか？最近では，糖尿病の診断，血糖コントロールに直接結びつく血液検査を重視する傾向があります．私は，手軽に検体が採取でき，各種の情報を得ることが可能な尿検査を，あえて二番目にお話しします．

初診の患者さんで血糖値が高い場合，まず尿ケトンが陽性かどうか確認しましょう．陽性であれば，入院治療が可能な施設に紹介することを考慮すべきです．尿蛋白が2+以上の時は，顕性腎症の可能性があり，糖尿病の罹病期間が長い患者ではないかと考えます．網膜症や末梢神経障害のチェックを行い，所見があれば急激な血糖コントロールを避けて下さい．

コラム 1. 糖尿病診療と POCT (Point of care testing)

　糖尿病患者の増加に対応するために，専門医以外での糖尿病診療の重要性が増しています．糖尿病の診療では，血糖値，検尿，HbA1c など，リアルタイムに結果がわかれば，すぐに療養指導につなげることができるでしょう．そのためには，測定のための検査機器について理解をしておく必要があります．

　平成 22 年の診療報酬改定において，外来迅速検体検査加算は 1 項目 10 点となりました（5 項目まで，最大で 50 点）．平成 18 年に 1 項目 1 点でスタートし，平成 20 年に 1 項目 5 点，そして今回の 10 点へと評価があがってきました．このように点数の上がり続ける項目はこの加算以外に見当たりません．厚生労働省は，当日に検査結果を説明することで，なるべく再診を減らすように考えているのかも知れません．しかし糖尿病のように外来で行う検査の多い疾患では，機器の導入を検討する絶好のチャンスと言えます．

　そこで重要となるのが，POCT (Point of care testing) の概念です．POCT とは患者のそばで医療従事者が検査を行い，その結果を速やかに診療に反映させるシステムをさします．糖尿病診療の分野では，血糖値，検尿，HbA1c の測定装置を用いて行う検査がこれに相当します．POCT で使用される機器では，①誰でも使うことができ，②メンテナンスが簡単である，という二点を特に重視する必要があります．容易に扱えることは重要な点ですが，精度管理の問題を忘れてはいけません．

　機器の導入により，診療にメリットのあることは確実ですが，コストの点についても十分検討した上で決めるとよいでしょう．詳細を知りたい方は，雑誌の特集を参照して下さい（糖尿病診療マスター，第 9 巻 2 号，2011 年）．

尿糖については，第一に高血糖を伴っているかどうかを確認しましょう．尿糖は陽性でも，胃切除後など，糖尿病以外の疾患が原因のことがあります．血糖値で170mg/dl前後が，尿糖の排泄閾値と考えられています．尿糖の推移をみるだけでも，血糖コントロールが改善の方向にあるのかどうかを予測できます．当然のことですが，尿糖検査を糖尿病の診断に用いてはいけません．

(3) HbA1c

それでは，お待ちかねのHbA1cについて説明しましょう（笑）．皆さん，2013年4月から，国際標準（NGSP）値に移行したことはご存知ですね．ここで，一つ大事な点があります．紹介状に，大文字でA1Cと書いてあればNGSP値とわかるのですが，HbA1cとだけ書いてあったらどうでしょうか？混乱を避けるために，しばらくの間，括弧でNGSPと書くことをお勧めします．

次に血糖値と同じように，HbA1cも院内で測定する場合と院外で測定する場合があります．まず院内測定についてですが，一般的には，抗原抗体反応を利用した光電光度法の機器が主流と思われます．これらはPOCTに適した機器と考えられますが，時々同じ検体を外注で測定し，誤差が生じていないかをチェックして下さい．

院外測定の場合，外注検査ではラテックス法などが主流であり，HPLC法ではないことに注意しましょう．現在私たちが使っている診断やコントロールの基準，日頃目にする論文に出てくるのは，全てHPLC法で測定したHbA1cです．もちろん検査センターでも，きちんと機器の較正を行って，測定値をHPLC法に合わせているのですが，測定原理が異なることは知っておく必要があります．

教科書には，HbA1cが実際より高めに出る，あるいは低めに出る原因がいくつか記載されています．実際によく遭遇するのは，貧血など低めに出るほうです．そもそもHbA1cは，赤血球のヘモグロビンが糖化した割合をみているのですから，赤血球の寿命が短縮したり，鉄剤投与で新しい赤血球が増えたりすると低くなります．もう一つ，最近では腎性貧血にエリスロポエチン製剤を使いますが，この注射によってもHbA1cは低めに出ます．

(4) その他の検査

　初診時に1型糖尿病を否定できない時は，抗GAD抗体を一緒に提出しておきましょう．インスリン分泌の指標としては，血中Cペプチドの測定をお勧めします．測定値の判断基準として，**図1-1**がとても参考になると思います[2]．空腹時の血中Cペプチドが0.5ng/ml以下の場合は，インスリン治療を考慮すべきと言うことができます．これらは当日わかる検査ではありませんが，必要に応じて追加をして下さい．

　HbA1c以外の血糖コントロール指標として，グリコアルブミン（GA），1,5-アンヒドログルシトール（1,5-AG）があります．GAは約2～3週間の平均血糖値を反映するとされ，妊婦のように，治療効果を早く判定したい時に有用です．また貧血の影響を受けないことも利点と言えます．1,5-AGは，GAよりさらに短期間の血糖コントロール状況を反映し，血糖値の変動を知る指標として有用と考えます．これまで1か月に1つの指標しか測れませんでしたが，平成20年の診療報酬改定から，同一月に2つ測れる場合があります．GA，1,5-AGのいずれも，糖尿病の診断には用いません．

第 1 章　糖尿病の検査と診断

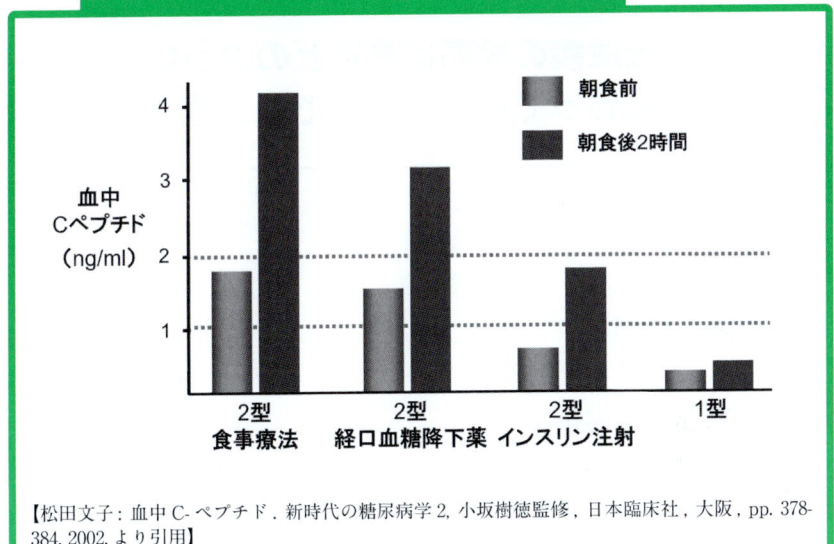

図 1-1. 糖尿病患者の血中 C ペプチド

【松田文子：血中 C-ペプチド．新時代の糖尿病学 2, 小坂樹徳監修, 日本臨床社, 大阪, pp. 378-384, 2002. より引用】

Point 初診時に血糖値が高い時は，食前・食後に関わらず血中 C ペプチドを測定する．

2）経過観察のために行う検査

　もちろん脂質や肝・腎機能などの血液検査は，初診時にも必要であれば提出して下さい．尿中アルブミンは，腎症の経過観察のために，通常の試験紙で 1 ＋までの症例では，必ず年に 1 回以上実施しましょう．その他定期的に行う検査として，心電図，PWV/ABI（脈波速度／下腿 - 上腕血圧比），頸動脈エコーなどがあります．最近糖尿病患者では，各種のがんの合併が多いと言われています．機会があれば検診を受けるように勧め，胸部 X 線など自施設で実施可能なものは行うべきと考えます．

17

Q. 糖尿病の診断は最近どのように変わってきているのでしょうか？

2. 糖尿病の診断

1）糖負荷試験は必須か？

　以前は糖尿病の診断に必ず OGTT を行っていた時期がありました．最近は後述のように，血糖値と HbA1c の同時測定により，糖尿病の診断が可能となりました．したがって，OGTT を実施する場面は以前よりも減少しています．OGTT を推奨するのは，血糖値，HbA1c を測定しても，糖尿病の疑いが否定できない時と考えて下さい．

　OGTT の採血のタイミングについてよく質問を受けます．血糖値は空腹時，負荷後 30，60，120 分の 4 点を基本とするとよいでしょう．インスリンは前と 30 分があれば，インスリン分泌指数は計算できますが，分泌量をみるため 60 分，120 分もあれば理想的です．あわせて空腹時，60 分，120 分で検尿もみておいて下さい．どのくらいの血糖値で尿糖が出現するかがわかります．

　結果の判定は，空腹時と 120 分の血糖値だけでできるのに，なぜ 60 分値をみる必要があるのでしょうか．これは糖尿病型と判定されなくとも，60 分値が高いほど，将来糖尿病に移行する確率が高いためです[3]．

2）一度の検査で診断ができるのは？

　血糖値が空腹時 126mg/dl 以上，OGTT2 時間または随時血糖値 200mg/dl 以上を糖尿病型とします．また HbA$_{1c}$（NGSP）が 6.5％以上の時も糖尿病型になります．糖尿病は慢性に高血糖状態が持続する疾患ですので，異常値が 1 回みられただけで糖尿病とは診断しません．糖尿病と診断され，心が動揺しない人はきっと少ないでしょう．診断はくれぐれも慎重に行うように心がけて下さい．

　血糖値と HbA$_{1c}$ が，同時に糖尿病型の基準を満たしていれば，一度の検査で糖尿病と診断できます．HbA$_{1c}$ が 2 回糖尿病型となった場合は，糖尿病の疑いとなります．また血糖値が糖尿病型で，①糖尿病の典型的な症状，②確実な糖尿病網膜症，のいずれかがあれば糖尿病と診断してよいことになっています．

3）血糖コントロールの目標

　2013 年 5 月に熊本市で行われた日本糖尿病学会学術集会で，「熊本宣言 2013」が発表されました．これまで血糖コントロールの目標は優，良，可，不可の 4 段階に分類され，さらに可は不十分と不良に分かれていました．私はこの分類がどうしても好きになれませんでした．その理由の第一は，不良とか不可という表現が，むしろ患者さんのやる気を失わせると感じたからです．また本来は年齢，合併症の程度に応じて目標を設定すべきなのに，とにかく優を目指して治療が行われる傾向があったことです．

　新しい分類では，合併症を予防するための目標を，HbA$_{1c}$（NGSP）で 7％未満としました．7％未満にすれば，糖尿病の合併症を全て抑制できるわけではありませんが，実現性の高い目標で妥当だと思います．次に食事・運動療法だけで，あるいは薬物療法の副作用なく達成できるのであれば，6％未満を目標として掲げました．一方治療の強化が困難な場合は，8％未満を目標にすることとしています．この治療強化が困難な時の目標について少しコメントをしておきます．

Yauら[4]は，ナーシングホームへの入所が適当な糖尿病患者367例において，HbA1cと2年間の死亡，ADLの低下の関係を調査しています．対象の平均年齢は80歳で，半数にインスリン治療が行われていました．参加者の多くに認知機能の障害があり，また心不全，COPD，腎疾患，がんなどの疾患を併発していました．HbA1c（NGSP）が7.0から7.9％の群を基準とした場合，各種の因子を補正後の相対危険度は，死亡，ADLの低下とも8.0から8.9％の群が最も低くなっていました（**図 1-2**）．HbA1cが7％未満の群は，死亡，ADLの低下とも高く，9％以上の群では死亡が高率でした．死亡とADLの低下を合わせて解析すると，8.0から8.9％の群で有意に低値でした．

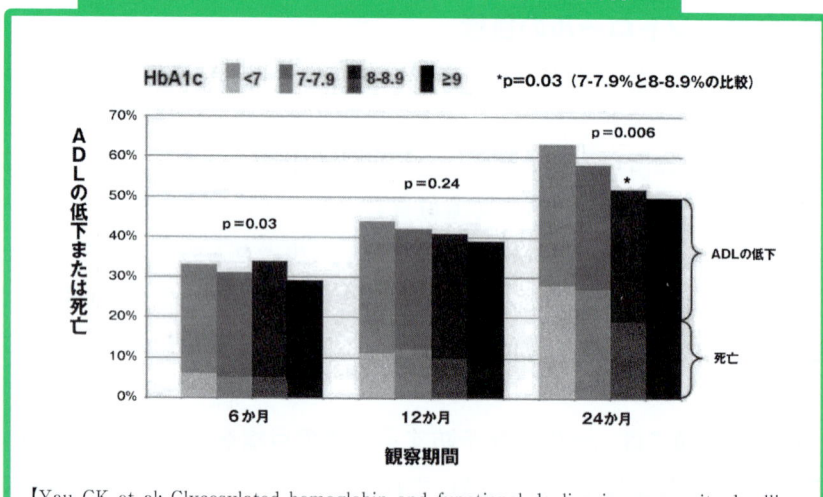

図 1-2. HbA1cと死亡・ADL低下の関係

【Yau CK et al: Glycosylated hemoglobin and functional decline in community-dwelling nursing home-eligible elderly adults with diabetes mellitus. J Am Geriat Soc 60（7）: 1215-1221, 2012. より改編引用】

Point 各種の因子を調整後の相対危険度は，死亡，ADLの低下とも8.0から8.9％の群が最も低くなっていた．

第 1 章　糖尿病の検査と診断

　最近日本で行われた J-EDIT[5] においても，高齢者では脳卒中の発症と HbA1c の間に J カーブが認められたと報告されています．私はこれらの研究，さらに高齢者では低血糖症状が出にくいことも配慮し，次のように考えればよいと思います．高齢者の血糖コントロールはまず 8％未満を目指しますが，認知機能の障害などがある時は 8％にこだわらないことも大切です．新しい分類はシンプルで使いやすくなりましたが，患者ごとにカスタマイズが必要なことを忘れないようにしましょう．

【参考文献】

1) 大久保雅通ほか：検診での耐糖能異常の判定における簡易型血糖測定装置の有用性．薬理と臨床 7（6）：923-928, 1997.
(700 名以上の検診受診者に糖負荷試験を行い，アントセンスと自動分析機による耐糖能の判定成績を比較している)

2) 松田文子：血中 C- ペプチド．新時代の糖尿病学 2, 小坂樹徳監修，日本臨床社，大阪, pp. 378-384, 2002.
(インスリン分泌能の評価にあたって，尿中 C ペプチドの測定より，血中 C ペプチドの測定を重視すべきことが説明されている)

3) 清野裕ほか：糖尿病の分類と診断基準に関する委員会報告．糖尿病 53（6）：450-467, 2010.

4) Yau CK et al: Glycosylated hemoglobin and functional decline in community-dwelling nursing home-eligible elderly adults with diabetes mellitus. J Am Geriat Soc 60（7）：1215-1221, 2012.
(論文の内容は本文中で詳しく解説している)

5) Araki A et al: Non-high-density lipoprotein cholesterol: An important predictor of stroke and diabetes-related mortality in Japanese elderly diabetic patients. Geriatr Gerontol Int 12（S1）：18-28, 2012.
(65 歳以上の高齢者 993 例を 5 年間フォローアップし，脳卒中，糖尿病に関連したイベントの発生頻度をみた．HbA1c で 4 群に分類すると，最も高い 8.8％以上の群で脳卒中が多く発生し，次いで 7.3％未満，7.9 〜 8.7％，7.3 〜 7.8％の順となった．糖尿病に関連したイベントは，多い順から 8.8％以上，7.3％未満，7.3 〜 7.8％，7.9 〜 8.7％の各群となっていた．血糖コントロールが悪いとイベントが増えることは，従来の報告と変わらないが, 最も低い群がベストでなかったことに注目すべきである)

第2章
糖尿病の合併症

　昔の糖尿病の教科書には，三大合併症という表現が使われていました．それは網膜症・腎症・神経障害のことですが，その後大血管障害を加えて四大合併症と呼ばれた時期がありました．大血管障害は動脈硬化に起因するもので，冠動脈疾患，脳血管障害，末梢動脈疾患（PAD）が含まれます．最近では，足病変，歯周疾患，さらには認知症も合併症とされることが多くなっています．ここではその中のいくつかについて説明をしてみましょう．

Q. 糖尿病神経障害はどうすれば理解しやすいのでしょうか．

1. 糖尿病神経障害

　神経障害は三大合併症の中で最も早期から出現し，かつ頻度の高いものとされています．腎症の診断は尿検査で可能ですが，全ての医療機関で眼底検査が行えるわけではありません．神経障害は臨床的に診断がつくので，その有無を知ることで，眼科紹介の前に網膜症を予測することもできるのです．ところが私の印象では，外来診療における位置づけが網膜症，腎症ほど高くないと思われます．その理由は何かと考えてみるに，神経障害を数値化あるいは定量化しにくいためではないでしょうか？そこで，神経障害が少しでも身近に感じられるように，これから解説を試みてみます．

　糖尿病神経障害は，多発神経障害と単神経障害の二つに分類すると最も理解しやすいと思います．前者の中に自律神経障害を，後者の中に筋萎縮を含めるやり方です．ここでは多発神経障害の中で，最も一般的な感覚・運動神経障害に絞って説明を行いましょう．自律神経障害の中では，特に無自覚性低血糖に注意する必要があります．この後に説明する認知機能障害，**第4章**の高齢者糖尿病，**第5章**の低血糖の記載も参考にして下さい．

1) 糖尿病神経障害の診断

　最初に，神経障害ではどのような自覚症状が多いのかを**図2-1**に示します．私たちが以前に，外来受診中の糖尿病患者942名を対象に行った調査の結果です．軽度以上の症状を合わせると，最も多いのはこむら返りで，冷感，しびれが続きました．現在よく使われる「糖尿病多発神経障害の簡易診断基準」によると，必須項目として糖尿病があり，糖尿病以外の原因が否定できることが挙げられています．次に，条件項目として（1）両側性の足のしびれ，痛み，異常感覚（違和感）のいずれかが存在，（2）両側アキレス反射の低下あるいは消失，（3）両側振動覚の低下のうち2項目を満たすことが必要です．自覚症状として多かったこむら返り，冷感は両方とも含まれていないことに注意して下さい．

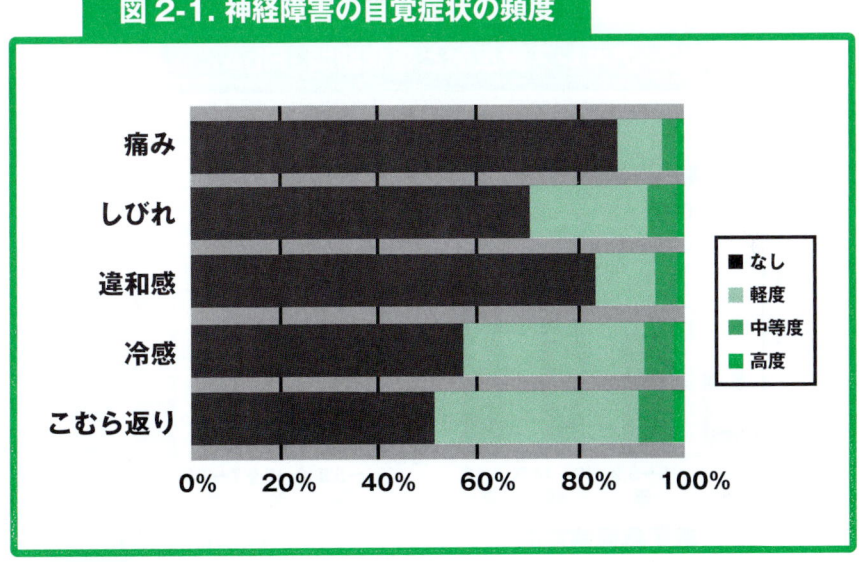

図2-1. 神経障害の自覚症状の頻度

Point こむら返りと冷感の頻度は高いが，診断基準には含まれない．

必須項目にある，糖尿病以外の原因を否定するところが難しいと感じるかも知れません．そのためのポイントをいくつか紹介しておきましょう．例えばしびれについては，上肢が有意な場合には手根管症候群や頚椎症を考えます．下肢にしびれがあるが，左右差がある場合には，腰椎の疾患を先に考えなければいけません．もちろん，糖尿病の罹病期間や血糖コントロールの状況も考慮して，最終的な判断をすることはもちろんです．

　次に条件項目にうつりますが，こむら返りや冷感は，糖尿病以外が原因であることも多いために，診断基準からは外してあると理解して下さい．条件項目の（1）が確認できた場合，アキレス腱反射か振動覚のいずれかで証明することが求められます．いつも両方を実施すればよいのですが，どうしても時間のない時はアキレス腱反射を選べばよいでしょう．**図 2-2** は，広島県内科会が行った調査結果を示したもので，外来通院中

図 2-2. アキレス腱反射と罹病期間・HbA$_{1c}$

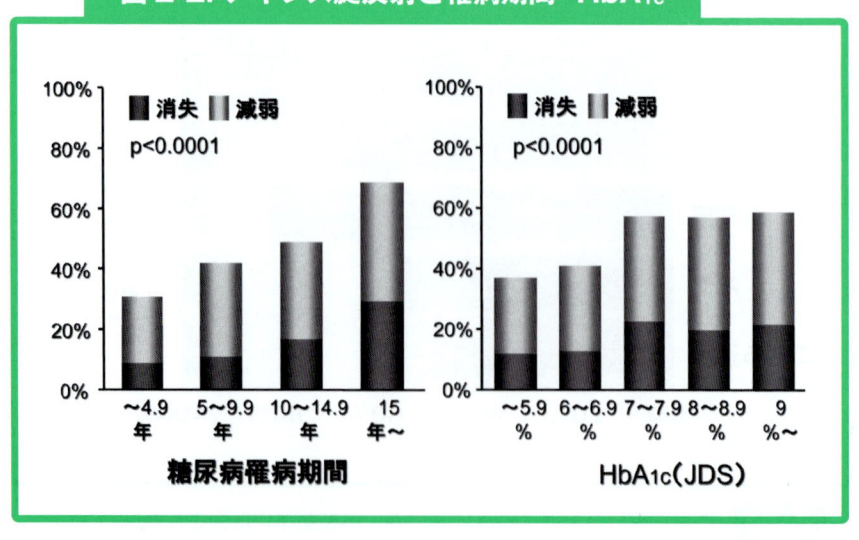

Point 糖尿病の罹病期間が長いほど，アキレス腱反射が減弱・消失する．
（広島県内科会が行った調査結果）

の糖尿病患者2千名以上を対象にしています．糖尿病の罹病期間が長いほど，アキレス腱反射が減弱・消失することがよくわかります．特に15年以上では，6割以上に異常がみられることに注目して下さい．右側のグラフの HbA_{1c} は，罹病期間ほどきれいな関係こそみられませんが，過去2か月程度の血糖コントロールの指標であることから理解が可能でしょう．

2）糖尿病神経障害の治療

神経障害の治療の基本が血糖コントロールであることは，他の合併症と何ら変わりません．少し異なる点は，発症機序に基づく薬物療法がわが国を中心に行われてきたこと，疼痛に対しての対症療法がいくつか知られていることです．

(1) アルドース還元酵素阻害薬（ARI）

糖尿病神経障害の成因の一つとして，ポリオール代謝経路が重要であることは異論のないところでしょう．この経路の亢進を抑えるのがARIですが，従来この薬剤を使用しても，どうも効果がはっきりしないと評価されてきたように感じます．そこで，皆さんの懸念を払拭すると思われる，ADCT（Aldose Reductase Inhibitor-Diabetes Complications Trial）の成績[1]をこれからご紹介します．

対象は20歳以上で，神経障害の自覚症状を有し，二つ以上の神経学的検査で異常を有する2型糖尿病患者594例です．正中神経伝導速度（MNCV）が40m/秒以上，HbA_{1c} が9％以下の症例を対象とし，エパルレスタットを150mg/日で治療する群と対照群に分けました．一次エンドポイントは3年後のMNCVの変化量です．ここまでの説明で，ADCTでは確実な糖尿病神経障害例をエントリーしていることがわかります．一方神経障害の進行例，血糖コントロール不良例を除外していることは，純粋に薬剤の効果をみようとする意図が感じとれます．

図 2-3. Epalrestat の治療効果

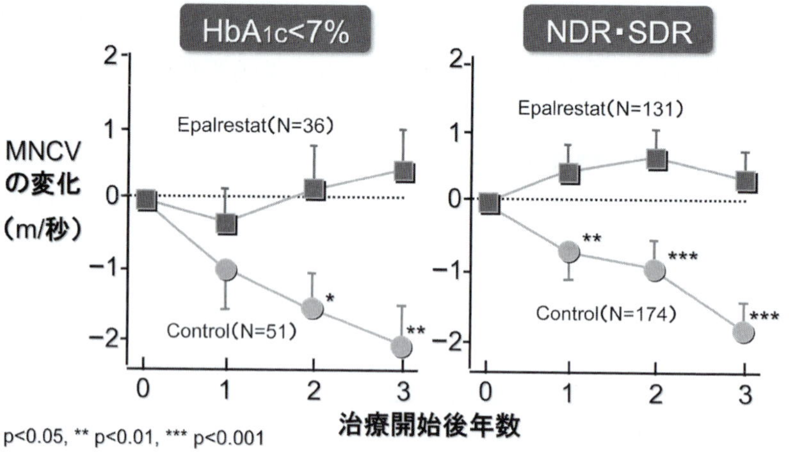

HbA1c<7%
NDR・SDR
MNCV
の変化
(m/秒)
Epalrestat(N=36)
Control(N=51)
Epalrestat(N=131)
Control(N=174)
治療開始後年数
p<0.05, ** p<0.01, *** p<0.001

【Hotta N et al: Long-term clinical effects of epalrestat, an aldose reductase inhibitor, on diabetic peripheral neuropathy. Diabetes Care 29 (7) : 1538-1544, 2006. より引用.】

Point HbA1c が 7%未満でも対照群は MNCV の低下を示したが，治療群では低下がみられなかった.

正中神経伝導速度の低下はエパルレスタット投与により防止され，治療群と対照群では 3 年後に 1.6m/ 秒の有意な差が認められました．四肢のしびれ，異常感覚，けいれんは，治療群において有意な改善を認めました．次に血糖コントロール，合併症によって層別解析を行っています．**図 2-3** の左側は HbA1c が 7%未満であったグループ同士の比較を示しています．対照群はこの血糖レベルでも MNCV の低下を示すのに対し，治療群では悪化がみられませんでした．同じ傾向は HbA1c が 7%以上 9%未満のグループでも観察されていますが，9%以上になると両群の差は消失しました．同様に右側のグラフは，網膜症がない，あるいは単純網膜

症の症例で比較を行ったものです．ここでもエパルレスタットの有効性が確認されますが，前増殖あるいは増殖網膜症では確認できませんでした．腎症についても，アルブミン尿の有無によって同様の結果が得られています．

　私たちは，消失した神経線維が復活することはないと理解してきました．確かに ARI によって，失われた神経の機能は回復しませんでしたが，悪化を食い止めることは可能なことをこの論文が示しています．これからは，血糖コントロールの状況を考慮し，細小血管障害の進行例では効果が期待し難いと理解して，この薬剤の適応を判断すべきではないでしょうか．

(2) 疼痛に対する治療薬

　有痛性神経障害は，いったん発症すると治療に難渋することを，前著「Generalist Masters⑥糖尿病診療に自信がつく本」（カイ書林，2011 年）の中で，実症例を紹介して説明しました．最近，疼痛に対する治療薬がいくつか使えるようになったので，ここで解説をしたいと思います．

　紹介する文献は，ガバペンチンを使用しても，十分な疼痛のコントロールができない時の，プレガバリン，デュロキセチンの効果を比較した成績です[2]．一日の薬剤の用量はプレガバリン 300mg，デュロキセチン 60mg，そしてガバペンチン 900mg はデュロキセチン 60mg と併用し，治療期間を 12 週間として 3 群の疼痛改善度をみています．その結果，デュロキセチンのプレガバリンに対する非劣性（改善度自体の比較では，デュロキセチンが上回っている）が証明されました．一方，デュロキセチンにガバペンチンを併用しても，疼痛のさらなる改善はみられませんでした．嘔気，不眠，発汗過多，食欲低下はデュロキセチン群に，末梢の浮腫はプレガバリン群に多く認められました．

この成績はあくまで海外のものと理解して，日本人にあった使い方を，**表 2-1** を参照しながら考えてみましょう．まずプレガバリンですが，高齢者では転倒により骨折を起こした例も報告されていますので，できるだけ少量から開始することを心がけるべきでしょう．具体的には 25mg を 2 錠（分 2）から開始し，通常の用量は 75mg を 2 錠（分 2）までと考え，一日 300mg という用量は慎重に適応を判断すべきと考えます．次にデュロキセチンについては，一日 20mg（1 錠）から開始し，通常は 40mg を最大用量とすればよいでしょう．最後にガバペンチンは，現時点で糖尿病神経障害に対する適応がないことを念頭に置く必要があります．

表 2-1. 疼痛に対する治療薬一覧

	効能・効果	用量*	注意すべき副作用
プレガバリン （中枢神経系 用薬）	・末梢性神経障害性疼痛 ・線維筋痛症	150mg で開始 300mg まで増量 （最大 600mg）	・危険を伴う機械の操作に従事させない ・低血糖 ・間質性肺炎 ・ショック ・皮膚粘膜眼症候群
デュロキセチン （SNRI）	・うつ病・うつ状態 ・糖尿病性神経障害に伴う疼痛	20mg より開始 40mg まで増量 （最大 60mg）	・危険を伴う機械の操作に従事させない ・糖尿病の悪化 ・SIADH
ガバペンチン （抗てんかん薬）	・てんかん （部分発作）	600mg で開始 1200〜1800mg （最大 2400mg）	・急性腎不全 ・皮膚粘膜眼症候群 ・薬剤性過敏症 ・肝機能障害

* 通常用量を記載しており、神経障害に対する用量ではないことに注意．

Point プレガバリン，デュロキセチンは，糖尿病神経障害に伴う疼痛に適応があるが，ガバペンチンは現時点で適応がない．

Q. 糖尿病腎症は，2012年版「CKD診療ガイド」でどのように疑問点が解決されたのでしょうか．

2. 糖尿病腎症

　腎臓の合併症を把握するためには，まず尿検査を行って蛋白尿の有無を調べることが重要です．糖尿病の患者さんでは，血清クレアチニンの上昇より先に蛋白尿が出現することが多いからです．そこで私たちは，蛋白尿の程度によって腎症の病期を分類し，日常の診療を行ってきました．一方日本腎臓学会では，2007年に「CKD（慢性腎臓病）診療ガイド」を発刊し，2009年に一部改訂を行いました．この中でわれわれが疑問に感じたのは，糖尿病がCKDに占める割合が大きいのに，CKDのステージ分類は専らGFRに基づいて行われていることでした．2012年に再度「CKD診療ガイド」の改訂が行われ，ようやくこの疑問が解決に近づきました．

　そこでこの項ではまず2012年版「CKD診療ガイド」の特徴を述べ，次に尿中アルブミン測定の意義を強調することとします．顕性腎症以降の蛋白制限食ももちろん重要な話題ですが，時間の都合上成書に譲ることとし，ここでは早期腎症に絞って説明を行います．なお「CKD診療ガイド」は東京医学社より刊行され，書店で購入することが可能です．

1)「CKD 診療ガイド 2012」
(1) これまでの疑問点はどうなったか？

　糖尿病腎症の病期分類では，第 2 期（早期腎症）を尿中アルブミンが 30 〜 299mg/gCr にあるものと定義しています．この定義が臨床上重要なのは，血糖，血圧等の管理により改善が認められる，すなわち可逆的であるからです．「CKD 診療ガイド」の 2009 年版までは，GFR のみによってステージを分類してきました．2012 年版から**図 2-4** に示すように，GFR と蛋白尿の二つによって区分されることとなりました．これまでは蛋白尿があっても，血清クレアチニンが低ければステージ 1 と判定されていましたが，蛋白尿の程度により死亡，末期腎不全，心血管死亡のリスクが異なることが理解できることでしょう．

図 2-4. CKD の重症度分類

原疾患	蛋白尿区分		A1	A2	A3
糖尿病	尿アルブミン定量 (mg/日) 尿アルブミン/Cr比 (mg/gCr)		正常	微量アルブミン尿	顕性アルブミン尿
			30 未満	30 〜 299	300 以上
高血圧 腎炎 多発性嚢胞腎 移植腎 不明，その他	尿蛋白定量 (g/日) 尿蛋白/Cr比 (g/gCr)		正常	軽度蛋白尿	高度蛋白尿
			0.15 未満	0.15 〜 0.49	0.50 以上
GFR区分 (mL/分 /1.73m²)	G1	正常または高値	≧ 90			
	G2	正常または軽度低下	60 〜 89			
	G3a	軽度〜中等度低下	45 〜 59			
	G3b	中等度〜高度低下	30 〜 44			
	G4	高度低下	15 〜 29			
	G5	末期腎不全	< 15			

重症度は原疾患・GFR 区分・蛋白尿区分を合わせたステージにより評価する．CKD の重症度は死亡，末期腎不全，心血管死亡発症のリスクを ■ のステージを基準に，■，■，■ の順にステージが上昇するほどリスクは上昇する．

（KDIGO CKD guideline 2012 を日本人用に改変）

【日本腎臓学会編「CKD 診療ガイド 2012」より引用】

Point 蛋白尿の程度により死亡，末期腎不全，心血管死亡のリスクが異なることが理解できる．

(2) まだ検討すべき課題はある

「CKD 診療ガイド」には，CKD における薬物治療の注意点として，体表面積を補正しない GFR に基づいて投与量を調節することが望ましいと記載されています．しかし皆さんが参照する薬剤の添付文書には，クレアチニンクリアランス（Ccr）による投与量しか示されていません．体表面積を補正しない推算 GFR を Ccr とみなしてよいと記載されていますが，実際の現場では Cockcroft-Gault 式もよく用いられているでしょう．糖尿病の治療薬ではインスリン，α-グルコシダーゼ阻害薬，DPP-4 阻害薬，一部の GLP-1 受容体作動薬，一部のグリニド薬を除いて，重篤な腎機能障害があると禁忌となります．またこれらの中にも，禁忌ではありませんが慎重投与となる薬剤が多いのです．非常に重要な点であるのに，すぐに迷ってしまいそうな状況ですね．次回の改訂では，添付文書の記載にまで注文をつけた内容になることを期待します．

2）尿中アルブミンを測定しよう！

糖尿病の患者さんを継続して診療する時は，尿中アルブミンを少なくとも年一回測りましょうと，機会あるごとに皆さんにお伝えしてきました．今日もまたその話か（笑），と思われるでしょうが，大切なことは何度でもお話ししなければなりません．その理由は改めて言うまでもないですが，尿中アルブミン測定は眼底検査，アキレス反射と並んで，細小血管障害の早期発見に欠かすことのできない検査だからです．

早期腎症が可逆的であることを示す日本人のデータがあります（**図 2-5**）[3]．30歳から74歳で，尿中アルブミンが100〜300mg/gCrの2型糖尿病患者を，テルミサルタン80mg，40mg，プラセボ投与の3群にランダムに割り付けました．平均1.3年間のフォローアップ後に顕性腎症に移行したのは，80mg群16.7％，40mg群22.6％，プラセボ群49.9％でした．両治療群とプラセボ群には有意な差を認め（p<0.0001），NNT（Number needed to treat＝1例の治療効果をあげるために必要な人数）も3〜4人と少ないことが注目されます．正常血圧の人にも同じ検討を行い，やはり両治療群とプラセボ群に有意差を認めています（p<0.01）．

図 2-5. RAS阻害薬による早期腎症の改善

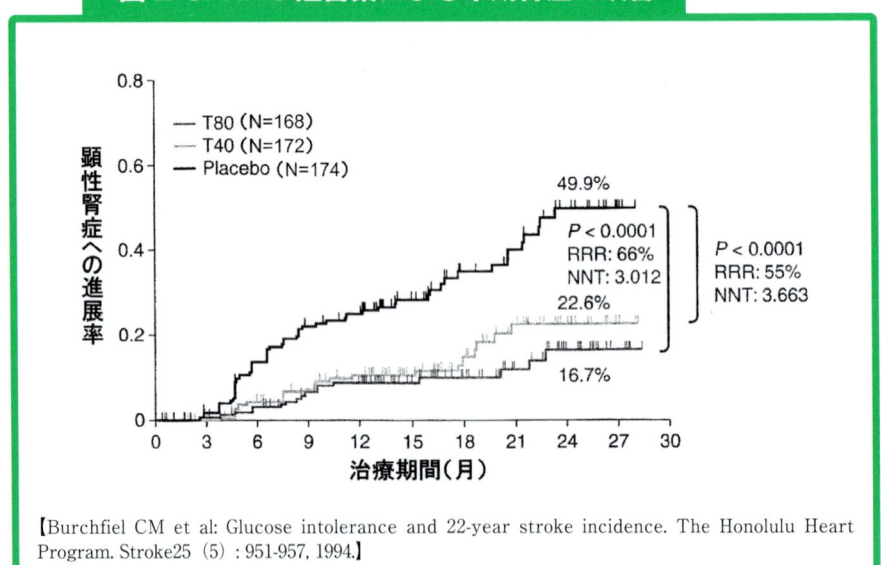

【Burchfiel CM et al: Glucose intolerance and 22-year stroke incidence. The Honolulu Heart Program. Stroke25（5）: 951-957, 1994.】

Point 早期腎症が可逆的であることを示す日本人のデータである．
RRR：risk reduction rate

微量アルブミン尿の寛解（30mg/gCr 未満への改善）は 80mg 群で 21.2％，40mg 群で 12.8％に見られましたが，プラセボ群では 1.2％と有意に低率でした．収縮期血圧で補正を行っても，テルミサルタンの顕性腎症移行の予防効果は変わりませんでした．このような効果はテルミサルタン以外の ARB でも，また同じくレニン-アンジオテンシン系（RAS）に作用する ACE 阻害薬でも認められているものです．糖尿病合併 CKD における降圧薬の第一選択が RAS 阻害薬である主な理由の一つですね．保険適応について触れておくと，糖尿病腎症と記載のあるのは ARB ではロサルタン（2 型糖尿病），ACE 阻害薬ではイミダプリル（1 型糖尿病）のみとなっていることに注意して下さい．

先ほどからお話ししているように，①早期腎症は可逆的であり，②尿中アルブミン測定により早期腎症を把握することが可能であることから，尿中アルブミンの測定は必須の検査と考えられます．この検査が蓄尿等の手間がかかるものならば，実施が難しいと言われることを否定はしません．しかしクレアチニン補正を行うことにより，随時尿での測定が可能となっているのです．もちろん早朝第一尿が望ましいのですが，随時尿でも十分に測定する意義があります．早朝第一尿にこだわるのであれば，採尿の容器を渡しておくことも一法です．通常の試験紙で 1+ までの蛋白尿の患者さんには，必ず年一回尿中アルブミンを測定して下さい．

Q. 脳梗塞の一次予防，二次予防についてお願いします．

3. 糖尿病と脳血管障害

　脳血管障害，中でも脳梗塞は，生命に影響を及ぼすこともももちろんありますが，むしろ長年月にわたる後遺症を残すことが問題と考えてよいでしょう．それでは最初に，糖尿病患者ではどの病型が多いのかを理解することから始めましょう．

　図 2-6 は，45 歳から 68 歳の日系人男性を対象に，糖尿病の既往，薬物療法の有無，50 グラム OGTT の 1 時間値によって 4 群に分け，22 年間にわたって脳血管障害の発症をみたものです[4]．7549 例中，374 例が脳梗塞を，128 例が脳出血を発症しました（36 例は分類不能）．負荷後 1 時間血糖値 151mg/dl 未満の群と比較して，各種の因子を調節した後も，負荷後 1 時間値 225mg/dl 以上の群は 1.43，既知の糖尿病群は 2.45 の相対危険度を呈しました．しかし，脳出血については，このような傾向は認められませんでした．わが国の久山町研究[5]でも，2421 名に 75 グラム OGTT を施行し，14 年間フォローアップを行った成績を報告しています．ここでも，糖尿病型を呈する群は正常型と比べ，脳梗塞発症のハザード比が男性で 2.54，女性で 2.02 でした．

図 2-6. 耐糖能と脳卒中の発症率

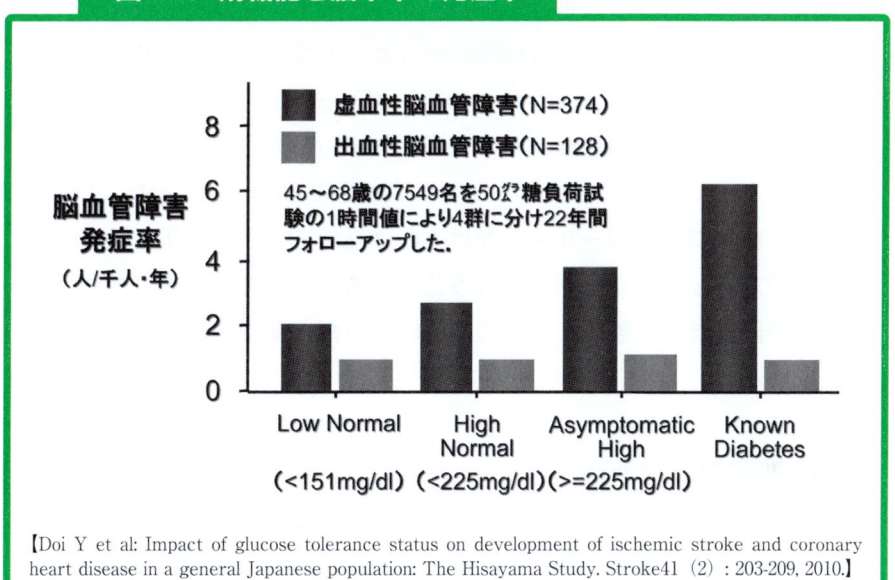

■ 虚血性脳血管障害（N=374）
■ 出血性脳血管障害（N=128）

45～68歳の7549名を50g糖負荷試験の1時間値により4群に分け22年間フォローアップした．

脳血管障害発症率（人/千人・年）

| | Low Normal (<151mg/dl) | High Normal (<225mg/dl) | Asymptomatic High (>=225mg/dl) | Known Diabetes |

【Doi Y et al: Impact of glucose tolerance status on development of ischemic stroke and coronary heart disease in a general Japanese population: The Hisayama Study. Stroke41（2）: 203-209, 2010.】

Point 7549例中，374例が脳梗塞を，128例が脳出血を発症した．

　これらの成績から，糖尿病患者では脳梗塞が多いので，日常的には脳梗塞を主体に対策を考えることになります．しかし脳出血が少ないわけではないことも知っておかなければなりません．ここからのお話は，脳卒中合同ガイドライン委員会がまとめた「脳卒中治療ガイドライン2009（協和企画発行）」を参照しながら，脳梗塞の一次予防，二次予防について考えてみましょう．なお，これから推奨のグレードという表現が出てきますので，先に説明を行っておきます．

A ＝行うよう強く勧められる
B ＝行うよう勧められる
C1 ＝行うことを考慮してもよいが，十分な科学的根拠がない

1) 脳梗塞の一次予防

　糖尿病患者における血糖コントロールが，細小血管障害を減らすことは，多くの大規模臨床試験の成績が明らかにしています．しかし，脳梗塞に対しては，血糖コントロールの推奨グレードはC1にとどまっています．一方，厳格な血圧コントロール，HMG-CoA還元酵素阻害薬（スタチン）による脂質管理はグレードAに位置付けられています．このことから，血糖コントロールを心がけるのは当然ですが，血圧，脂質にも十分な注意を払いながら治療を行うことが求められています．もちろん脳梗塞予防のため，喫煙，大量の飲酒に注意が必要なことは言うまでもありません．

2) 脳梗塞の二次予防

　一次予防と同様に，二次予防においても降圧療法が推奨されています（グレードA）．しかし，脂質異常症のコントロールは推奨されるものの，グレードはC1です．「動脈硬化性疾患予防ガイドライン」では，冠動脈疾患の有無により一次予防と二次予防に分けています．脳梗塞の既往はカテゴリーⅢ（高リスク）に分類され，LDLコレステロールの管理目標値は120mg/dl未満となっています．少し複雑ですが，脳梗塞の既往は二次予防とされていないことに注意しましょう．血糖コントロールは一次予防と同様に，推奨グレードはC1とされています．ただ一次予防と異なる点として，ピオグリタゾンによる糖尿病治療が，脳梗塞の再発予防に有効である[6]ことが挙げられます（グレードB）．

　これはPROactiveと呼ばれている研究で，対象者の総数は大血管疾患を有する5238例ですが，そのうち984例に脳卒中の既往がありました．ピオグリタゾン群486例と，プラセボ群498例に分け，平均34.5か月間のフォローアップを行いました．試験開始前のHbA$_{1c}$は，脳卒中の既往を有する群全体で8.1％でした．ここで注目したいのは，脳卒中の再発がピオグリタゾン群27例（5.6％），プラセボ群51例（10.2％）と，前者で

図2-7. PROactive 試験（二次予防）

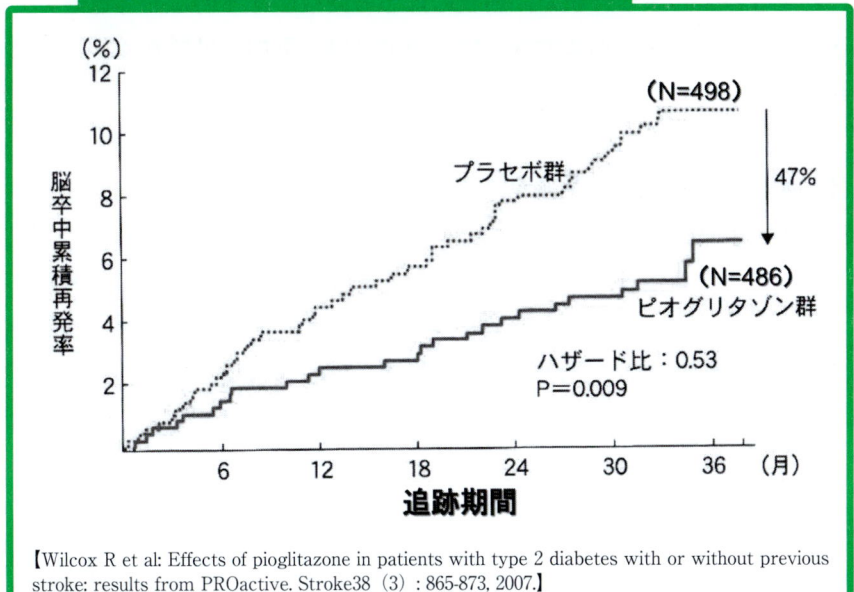

【Wilcox R et al: Effects of pioglitazone in patients with type 2 diabetes with or without previous stroke: results from PROactive. Stroke38（3）: 865-873, 2007.】

Point 脳卒中の再発がピオグリタゾン群27例（5.6％），プラセボ群51例（10.2％）と，前者で有意に少なかった．

有意に少なかったことです（ハザード比0.53，p=0.009，**図2-7**）．脳卒中の既往のない対象では，脳卒中自体の発症自体が少なく（ピオグリタゾン群2.8％，プラセボ群2.6％），ピオグリタゾン投与による効果は認められませんでした．

　この研究の解釈で，注意すべき点を挙げておきましょう．それはピオグリタゾンの投与量が，一日15mgから開始し，45mgまで増量するというプロトコールになっていることです．この薬の添付文書は最近改訂され，「海外で行われた疫学研究で，膀胱がんの発生リスクが増加するおそれがあり，投与期間が長くなるとリスクが増える傾向が認められている」と記載されています．また女性では，高用量で浮腫が起こりやすいことはよく知られています．そこで，男性では15mg，女性では7.5mgを

初期用量とし，一日量は 30mg まで，かつ出来るだけ低用量で使用することを守りましょう．また，膀胱の疾患の既往のある時は投与を避けて下さい．次章でも述べますが，尿検査では糖，蛋白だけでなく，潜血にも注目が必要です．

3) インスリン治療をあきらめない

　脳卒中を発症すると，後遺症として四肢の麻痺を残すことがあります．もちろん麻痺の程度によりますが，概してインスリン治療の継続をあきらめることはないでしょうか．インスリンのメーカーは，各種の注入器に対して補助具，拡大鏡を作成しています．是非一度，実物を手に入れて，ご自分で使い勝手を確かめてみて下さい．もっとも使いやすいのは，補助具と拡大鏡が一緒になったタイプでしょう（サノフィのイタンゴ®用のもの）．これが優れているのは，キャップの開閉がきちんと出来ることです．これ以外の製品は，キャップが完全に閉まらないのが欠点です．各メーカーとも，ユーザーの声を反映して改良する意志はあると思いますので，患者さんの感想を伝えるようにして下さい．

> Q. 認知機能障害についての最近の
>   研究や，認知症治療の
>   新しい展開を教えてください．

4. 糖尿病と認知機能障害

　日本では今，急速に高齢化が進行しています．高齢になるほど，糖尿病の有病率が増えることが知られています．これからは，高齢者を視野に入れない糖尿病診療は，もはや成り立たないと思っておいたほうがよいでしょう．すでに**第1章**で，高齢者の血糖コントロール目標について述べました．また高齢者糖尿病の問題点については，**第3章**でも触れる予定にしています．ここでは話題を認知機能の障害に絞ってお話をしていきます．最近では，糖尿病患者が虚弱になる理由の第1位が認知機能障害であるとされています[7]．

1）糖尿病における認知症の頻度
　まず，糖尿病に認知症がどのくらいの頻度で合併するのか，久山町の住民調査の成績から見てみましょう[8]．認知症のない，60歳以上の対象者1017例に75g糖負荷試験を行い，平均10.9年間の追跡を行っています．認知症のスクリーニングには，HDS-RやMMSE等を用い，認知症が疑われる時は，さらに詳しい検査が行われました．追跡期間中に391例が亡くなりましたが，そのうち302例に，剖検時の脳の検索が行われています．正常型を1とすると，多変量を補正しても，アルツハイマー病に罹患するハザード比は1.75と有意に高値でした．少し意外なことに，脳血管性認知症のハザード比は1.56でしたが，こちらは統計上有意であり

ませんでした．負荷後2時間血糖値でみた場合も，アルツハイマー病の罹患は血糖値が高くなるほど増加していました．空腹時血糖値には，このような関係がみられませんでした．

　糖尿病の外来患者の中では，どれほどの方が認知症を合併しているのでしょうか．Yamazakiらは，MMSEを用いてその検討を行っています[9]．対象は65歳以上で，明らかな物忘れ，脳血管疾患等を有さない，240例の外来糖尿病患者です．30点満点で，認知症と考えられる23点以下が12例，境界領域の24～27点が77例でした．23点以下で精密検査を受けた8例全員が，アルツハイマー病かつ/または脳血管性痴呆でした．24～27点で精密検査を受けた24例中，正常と考えられたのは2例だけで，12例に何らかの認知機能障害がみられました．外来でMMSEを用いる時は，23点以下であれば積極的に認知症を考える，しかし24～27点でも半数には何らかの障害があるというデータです．予め認知症が疑われる患者さんを除外してこの結果ということは，私たちの外来にはもっと多くの認知症の方がいることになります．

2）低血糖と認知症の密接な関係

　さて最近，低血糖と認知症の関係が，大きく取り上げられるようになりました．そのことをお話しする前に，まず低血糖症状の自覚に関する最近の文献[10]を紹介します．**図2-8**は，13例の中年（平均年齢51歳）と13例の高齢（平均年齢70歳）糖尿病患者において，血糖値を30分間人為的に2.8mmol/L（50mg/dl）に維持し，検討を行った成績の一部です．拮抗ホルモンとして交感神経系，下垂体・副腎皮質系ホルモンと，グルカゴンを測定しています．低血糖時のホルモンの反応は，中年者で大きい傾向がありますが，統計学的な差はみられませんでした．ところが，低血糖時の自覚症状は，高齢者でほとんど出現しませんでした．**図2-8**の縦軸が，自覚症状スコアを示しています．高齢になるほど，症状がなくとも低血糖が生じている可能性を，私たちは知っておかなければなりません．

図 2-8. 低血糖時の自覚症状の比較

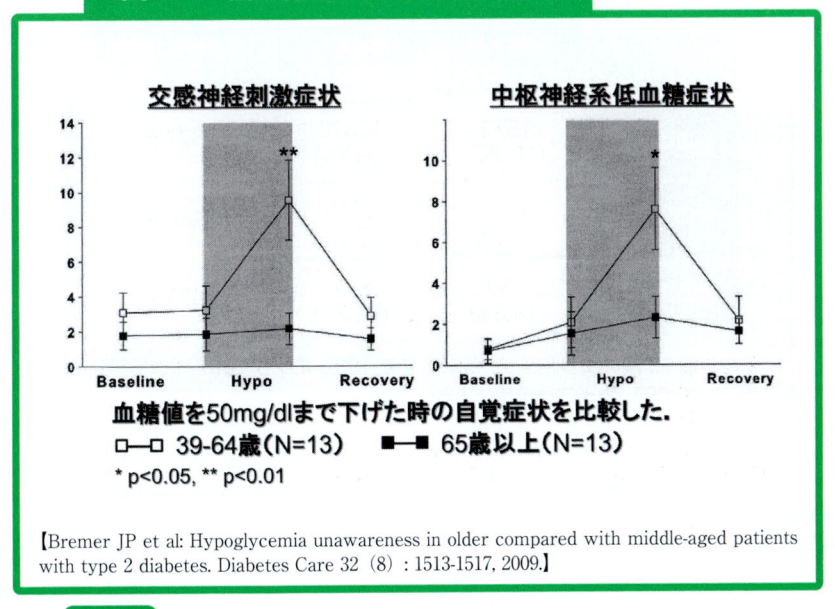

交感神経刺激症状／中枢神経系低血糖症状

血糖値を50mg/dlまで下げた時の自覚症状を比較した．
□—□ 39-64歳（N=13）　■—■ 65歳以上（N=13）
* p<0.05, ** p<0.01

【Bremer JP et al: Hypoglycemia unawareness in older compared with middle-aged patients with type 2 diabetes. Diabetes Care 32（8）: 1513-1517, 2009.】

Point 低血糖時の自覚症状は，高齢者でほとんど出現しなかった．

　次に，低血糖と認知症の関係について，最近よく引用されるのがWhitmerら[11]の論文です．彼女らは，16667例（平均年齢65歳）の2型糖尿病患者を対象とし，1980年から2003年までの間の退院記録，救急部門の診断名から，低血糖の有無を調査しました．これらの症例が，2007年までに認知症を発症した頻度を，低血糖の有無別に算出しています．その結果，一度も低血糖の記録がなかった15202名からは1572名（10.34％），一度以上記録のあった1465名からは250名（16.95％）が認知症を発症していました（**表2-2**）．各種の因子を補正しても，低血糖の回数が多くなるほど，認知症発症リスクの上昇が段階的に認められました．以上二つの報告から，(1) 高齢者は低血糖を感知しにくく，重篤な低血糖を容易に起こしやすいこと，(2) 重篤な低血糖は，認知症の発症頻度を高めること，が明らかになったのです．

表 2-2. 重篤な低血糖と認知機能の障害

	障害あり (n=1822)	障害なし (n=14845)	年齢調整発症率 (1万人・年)
低血糖なし	1572 (10.3%)	13630 (89.7%)	327.6
低血糖あり	250 (17.0%)	1215 (83.0%)	566.8
低血糖1回	150 (14.8%)	852 (85.2%)	491.7

平均年齢65歳の2型糖尿病16667名を1980年から2007年まで観察．
p＜0.001, カイ二乗検定による．

【Whitmer RA et al: Hypoglycemic episodes and risk of dementia in older patients with type 2 diabetes mellitus. JAMA 310（5），1565-1572, 2009.】

Point
(1) 高齢者は低血糖を感知しにくく，重篤な低血糖を容易に起こしやすい．
(2) 重篤な低血糖は，認知症の発症頻度を高める．

3）認知症治療の新しい展開

　これまでの認知症治療薬は，アセチルコリンエステラーゼ（AchE）阻害薬が主体で，最近になってNMDA受容体拮抗薬が追加されました．前者は，アセチルコリンの減少を抑えることにより，残存する神経細胞の機能を維持することが作用の主体です．神経細胞の脱落を抑制する薬ではないので，認知症の進行を遅くすることしかできません．後者はAchE阻害薬と別の作用機序を持っており，併用により認知機能障害，BPSDの進行を抑制することが期待されています．しかし，認知症の治療が明るいものになったとは，まだとても言える状況にありません．そこで最後に，今後期待される治療法について，少し言及しておきたいと思います．

アルツハイマー病の患者では，血中のインスリン濃度が高くても，髄液中のインスリン濃度が低いことが知られてきました．点鼻したインスリンは，皮下注射と異なり，血中に移行することなく中枢神経系に作用します．Regerら[12]は，平均年齢70歳代の，アルツハイマー病を含む認知機能が障害された33例と，対照者59例について，点鼻した速効型インスリンが記憶に及ぼす影響を検討しました．文章の即時再生については，障害を有する群で10，20，40単位を投与した時，アポE-ε4アリルを持たない症例（11例）で，このアリルを持つ症例（22例）に対し有意な改善を認めました．単語については遅延再生において，20単位投与で同じ結果がみられました．対照群では，アポE-ε4アリルの有無に関わらず，点鼻インスリンの影響はなく，全ての症例において血糖値には影響を認めませんでした．

　海外では，私たちが早く実用化されてほしいと願っていても，製薬会社の合併等によりプロジェクトが打ち切られることがあります．同じグループから，2012年に新しい報告がなされています（Arch Neurol: 69, 29）．これによると，彼らは試験期間を6か月に延長し，記憶に対して同様の結果を得るとともに，髄液中のアミロイドβ蛋白の検討や，FDG-PETによる画像診断も加えた検討となっています．一つの研究が確立するかどうかは，関連する論文が継続して，いくつかの施設から出ることが目安になると思います．いずれにせよ，期待感を持って見守りたい治療法であると言うことはできそうですね．

【参考文献】

1) Hotta N et al: Long-term clinical effects of epalrestat, an aldose reductase inhibitor, on diabetic peripheral neuropathy. Diabetes Care 29 (7) : 1538-1544, 2006.
（論文の内容は本文中で詳しく解説している）

2) Tanenberg RJ et al: Duloxetine, Pregabalin, and Duloxetin plus Gabapentin for diabetic peripheral neuropathic pain management in patients with inadequate pain response to Gabapentin: an open-label, randomized, noninferiority comparison. Mayo Clin Proc 86 (7) : 615-626, 2011.
（論文の内容は本文中で詳しく解説している）

3) Makino H et al: Prevention of transition from incipient to overt nephropathy with telmisartan in patients with type 2 diabetes. Diabetes Care 30 (6) . 1577-1578, 2007.
（尿中アルブミンに及ぼすARBとCa拮抗薬の効果を比較した研究としては，海外のMARVAL試験がよく知られている）

4) Burchfiel CM et al: Glucose intolerance and 22-year stroke incidence. The Honolulu Heart Program. Stroke25 (5) : 951-957, 1994.
（生活習慣の欧米化が進んだ日系人を対象とした研究である．20年前の文献であることを考慮すれば，現在の日本人のデータと考えることも可能であろう）

5) Doi Y et al: Impact of glucose tolerance status on development of ischemic stroke and coronary heart disease in a general Japanese population: The Hisayama Study. Stroke41 (2) : 203-209, 2010.
（糖尿病患者にアルツハイマー病も多いことを知って診療にあたるべきである）

6) Wilcox R et al: Effects of pioglitazone in patients with type 2 diabetes with or without previous stroke: results from PROactive. Stroke38 (3) : 865-873, 2007.
（論文の内容は本文中で詳しく解説している）

7) 横野浩一：糖尿病患者における認知機能障害の解釈とその管理．糖尿病合併症－鑑別ポイントとベスト管理法，西川武志編集，中山書店，東京，pp. 147-153, 2011年．
（糖尿病で認知症が合併しやすいこと，アルツハイマー病の病因としてインスリン抵抗性が注目されていること，そして新しい治療法についても言及している）

8) Ohara T et al: Glucose tolerance status and risk of dementia in the community: the Hisayama study. Neurology 77 (12) : 1126-1134, 2011.
(論文の内容は本文中で詳しく解説している．改めて，久山町研究の剖検率の高さに驚かされる)

9) Yamazaki Y et al: Clinical backgrounds and mortality of cognitive impairment in elderly diabetic patients. Endocr J 58 (2) : 109-115, 2011.
(論文の内容は本文中で詳しく解説している．本論文では，一見認知機能に問題のなさそうな症例を対象としているが，荒木の報告のように，MMSEで23点以下が19％もみられたとするものもある．糖尿病外来の高齢者全てに検査を行えば，5人に一人が認知症という，気の遠くなる結果と言えるのではないだろうか)

10) Bremer JP et al: Hypoglycemia unawareness in older compared with middle-aged patients with type 2 diabetes. Diabetes Care 32 (8) : 1513-1517, 2009.
(論文の内容は本文中で詳しく解説している)

11) Whitmer RA et al: Hypoglycemic episodes and risk of dementia in older patients with type 2 diabetes mellitus. JAMA 310 (5) , 1565-1572, 2009.
(論文の内容は本文中で詳しく解説している)

12) Reger MA et al: Intranasal insulin administration dose-dependently modulates verbal memory and plasma β-amyloid in memory-impaired older adults. J Alzheimer Dis 13 (3) : 323-331, 2008.
(論文の内容は本文中で詳しく解説している)

第3章
糖尿病に併発しやすい疾患

　糖尿病には多数の疾患が併発しますが，その中でも頻度の高い高血圧，高血圧症，脂質異常症，がん（悪性腫瘍）それに感染症です．感染症について，療養指導上大切な点を解説します．

Q. 糖尿病患者さんの高血圧で，療養指導のポイントは何でしょうか？

1. 糖尿病と高血圧

　糖尿病の患者さんに，高血圧が合併する頻度は高いことが知られています．また両者が合併すると，大血管障害による死亡が増加するというデータもあります．そこで血糖コントロールと同時に，血圧の管理をしっかり行わなければなりません．日本高血圧学会（JSH）による「高血圧治療ガイドライン」の改訂が，現時点で最終段階に入っているようです．降圧目標の大きな変更はないと思われますが，ここでは具体的な数値よりも，療養指導の上で特に大切な点について解説を行いましょう．

1）家庭血圧を測定しよう！
　糖尿病診療において，診察の度に血圧を測定することはもちろん必須です．しかし診察室での血圧値は様々な影響を受けるため，是非家庭血圧の測定を勧めて下さい．家庭血圧がどれだけ意義があるか，PAMELA研究[1]で24時間血圧測定（ABPM），診察室血圧を含めた三者と予後の関係について検討を行っています．イタリアでの研究で，2051例を平均131か月追跡し，この期間に186例が死亡しています（心血管疾患による死亡は56例）．

第3章 糖尿病に併発しやすい疾患

　図3-1がその結果ですが，点線の診察室血圧よりも，グレーの家庭血圧，実線のABPMのほうがより急峻なカーブを示しています．死亡を予測する因子として，これらが診察室血圧より優れているという結論ではありませんでした．しかし家庭血圧が，診察室血圧に劣るものでないことは示されています．同時にこの研究で知って欲しいのは，血圧の測定値が診察室，家庭，ABPMの順に低くなっている点です．また多変量解析により，診察室血圧に家庭血圧測定を併用することが，死亡をより的確に予測することが明らかにされました．ABPMを一般外来で実施することは難しいですが，家庭血圧で十分代用できるという結論です．

図3-1. 家庭血圧と心血管疾患による死亡

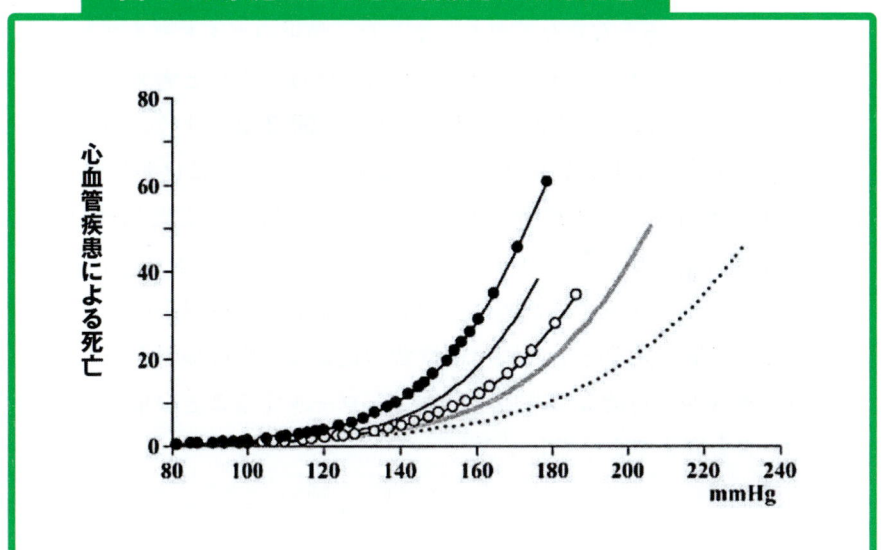

【Sega R et al: Prognostic value of ambulatory and home blood pressures compared with office blood pressure in the general population. Circulation 111（14）: 1777-1783, 2005.】

Point　実線（●）は夜間の，実線（○）は昼間のABPMを示す．

51

2）細小血管障害への影響

　血圧のコントロールが大切なのは，大血管障害だけに限りません．細小血管障害の中でも，腎症ではRAS阻害薬による血圧コントロールが進行防止に重要であることを述べました（**第2章**）．それでは腎症以外の細小血管障害ではどうでしょうか．英国で行われたUKPDSの中から，網膜症に関するデータを紹介します[2]．UKPDSは初診の2型糖尿病患者を対象に，数多くの情報を私たちに教えてくれましたが，この勉強会の中で具体的に説明するのはここだけです．まず1148例の患者を，厳格降圧群758例，非厳格降圧群390例に割り付けました．さらに厳格群は400例がACE阻害薬（captopril），残りがβ遮断薬（atenolol）のいずれかを中心とした治療に分かれました．

　その成績ですが，まず平均血圧については厳格群144/82mmHg，非厳格群154/87mmHgと有意な差がありました．最近のガイドラインからすれば緩めのコントロールでしたが，より日常臨床に近いと考えることも可能でしょう．網膜症の悪化を指標とすると，**図3-2**のように厳格群で6年後から網膜症の悪化が有意に減少しました．最終的には悪化が34%減少し，視力低下をきたす患者を47%減らすことができました（p=0.004）．また光凝固の実施が，厳格群では少なかったことも報告されています．一方厳格な降圧を達成するために，約3割の患者で3剤以上の降圧薬が必要でした．降圧治療と光凝固の治療費の比較は，別の検討を行わないといけませんが，可能な限り血圧をコントロールすることの重要性を示したデータと考えてよいでしょう．

図 3-2. 血圧コントロールと網膜症の進展

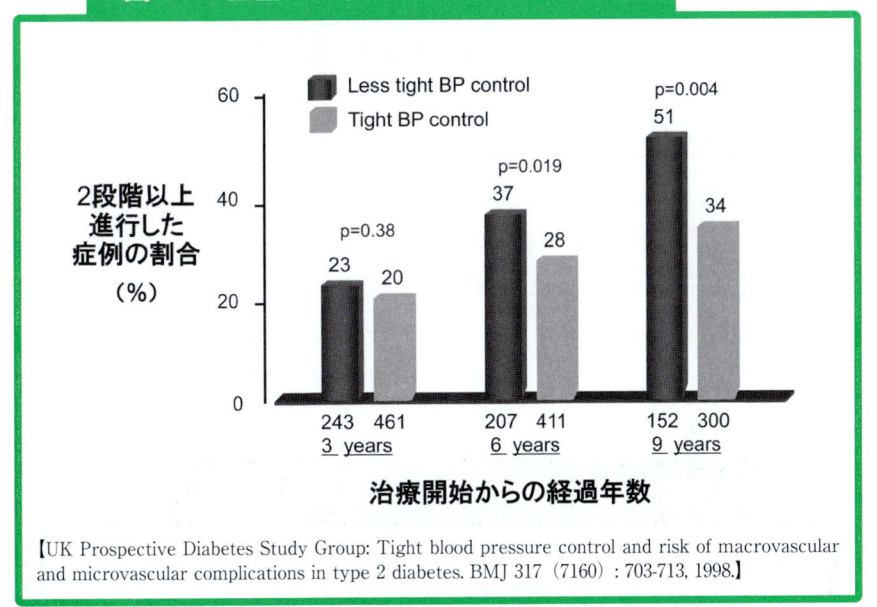

2段階以上進行した症例の割合 (%)

- Less tight BP control
- Tight BP control

3 years: 23 (243) vs 20 (461), p=0.38
6 years: 37 (207) vs 28 (411), p=0.019
9 years: 51 (152) vs 34 (300), p=0.004

治療開始からの経過年数

【UK Prospective Diabetes Study Group: Tight blood pressure control and risk of macrovascular and microvascular complications in type 2 diabetes. BMJ 317 (7160) : 703-713, 1998.】

Point 厳格群で6年後から網膜症の悪化が有意に減少し，9年後にはその差が顕著となった．

3）ゴールは近くなっているが

　最近ではそれぞれの学会が，自分の領域のガイドラインを出すのが当たり前のようになっています．それでは各学会が提唱する目標値はどの程度達成されているのでしょうか？わが国における高血圧，脂質異常症の治療状況を調べた研究がありますので，その概要を紹介しましょう．J-GAPと呼ばれるこの研究は，2006年に第1回の報告が行われました．今回皆さんにお話しするのは，2009年の調査結果の報告です（J-GAP2）[3]．全国の開業医を中心とした555名の医師にアンケートを行いました．対象患者は高血圧単独2187例，脂質異常症単独2034例，両者の合併2012例となっています．

図**3-3**を見ていただくと，血圧コントロールが目標に達しているのは50.0%で，2006年調査の34.9%を15%上回っていました．この結果を，年齢と併発する疾患により4つのカテゴリーに分けて検討しました．最も目標達成率が高かったのは，高齢者の72.1%，次いで脳血管障害の63.3%でした．この二つのカテゴリーの目標血圧は，いずれも140/90mmHg未満で，それぞれ2006年調査の57.1%，53.6%を上回りました．しかし若年・中年者では，2006年の19.7%よりは改善していますが，32.2%の達成率にとどまっていました．また糖尿病/腎障害/心筋梗塞を有する患者での達成率は，25.0%と4カテゴリー中最も低率でした．それでも2006年調査の15.7%よりは改善が認められています．

図3-3. 降圧目標の達成率（JSH2009）

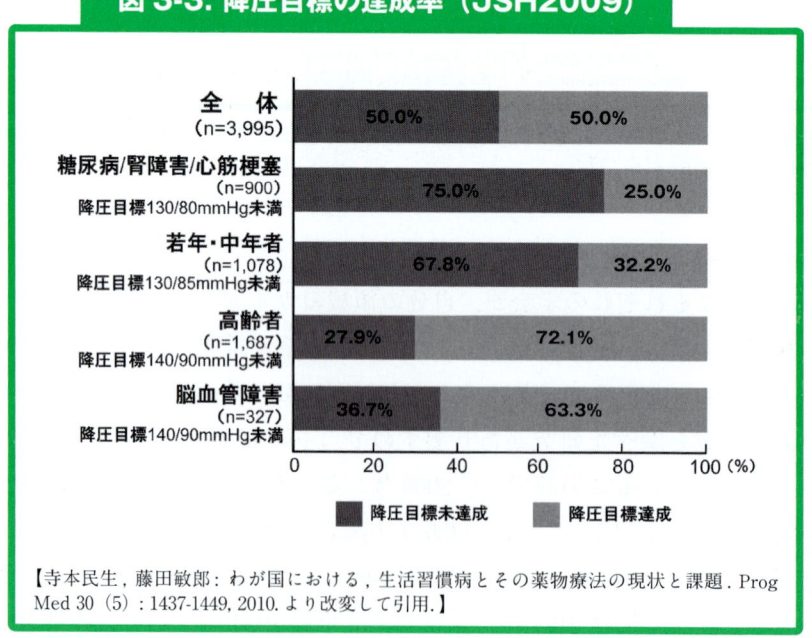

カテゴリー	降圧目標未達成	降圧目標達成
全体（n=3,995）	50.0%	50.0%
糖尿病/腎障害/心筋梗塞（n=900）降圧目標130/80mmHg未満	75.0%	25.0%
若年・中年者（n=1,078）降圧目標130/85mmHg未満	67.8%	32.2%
高齢者（n=1,687）降圧目標140/90mmHg未満	27.9%	72.1%
脳血管障害（n=327）降圧目標140/90mmHg未満	36.7%	63.3%

【寺本民生，藤田敏郎：わが国における，生活習慣病とその薬物療法の現状と課題．Prog Med 30（5）：1437-1449, 2010. より改変して引用．】

Point わが国における高血圧，脂質異常症の治療状況を調べた研究．

第3章 糖尿病に併発しやすい疾患

　降圧目標が若年者・中年者130/85mmHg 未満，糖尿病／腎障害／心筋梗塞130/80mmHg 未満と，他の二つのカテゴリーより厳しくなっています．目標値が厳しいほど，達成するのが難しいと考えるのが妥当であると思います．それでも2006年より全体に達成率が向上したのは何故でしょうか？第一に，専門の学会からガイドラインが出れば，当然意識して診療するからでしょう．第二の理由は，アンジオテンシン受容体拮抗薬（ARB）がよく使われるようになったからです．ARB は高価なことを除けば，効果や安全性の面で優れた降圧薬と言えます．従来はカルシウム（Ca）拮抗薬が降圧治療の大きな柱でしたが，ARB の出現により柱が二つになりました．両者の併用が一般的となり，配合剤の出現もそれを容易にしています．

　糖尿病患者の降圧には，少量の利尿薬の併用も重要な選択肢です．ARB と利尿薬の配合剤もありますので，浮腫がみられる場合はこちらを使ってもよいでしょう．ACE 阻害薬は ARB と同等の効果が期待され，コストも抑えられることを忘れないで下さい．ガイドラインには ARB/ACE 阻害薬，Ca 拮抗薬，利尿薬の三剤併用までしか記載がありません．実際には，ここまで使っても目標に到達しない患者さんが少なくないのです．私はその場合にはα-遮断薬をよく使います．この薬は臓器保護のエビデンスがないために，あまり評価が高いとは言えません．しかし血糖値や脂質に悪影響がなく，降圧効果はもちろんありますので，併用薬としてよい選択と言えるでしょう．もちろん薬物療法の前に，食塩制限等の生活習慣の是正が必要なことを強調しておきます．

Q. 脂質異常症について，わかりやすく説明して下さい．

2. 糖尿病と脂質異常症

　糖尿病は動脈硬化性疾患の重要な危険因子です．ただ前章の脳梗塞のところでも述べたように，それは血糖コントロールが重要という意味だけではありません．糖尿病に合併しやすい高血圧，脂質異常症についても，十分な管理を行う必要があるのです．糖尿病患者にみられる脂質異常は，LDL コレステロール（LDL-C）だけでなく，トリグリセライド（TG）も高くなりやすいのが特徴です．血圧よりも病態が複雑で，理解が難しいところがありますので，特に治療上の大切な点を中心に解説してみましょう．

1）糖尿病に脂質異常が合併すると・・・

　脂質異常に関しては，日本からも多くの優れた研究報告があります．中でも J-LIT は 1990 年代の早い時期に，多くの開業医が参加して試験が行われ，重要なメッセージを伝えてくれました．市販後にプラセボ対照研究を行うことは容易でありませんが，その制約の中で実施された研究であり，私たちの日常臨床により近い点も評価の対象になるでしょう．これから皆さんに紹介するのは，J-LIT の中で糖尿病と高血圧の影響をみた事後解析の結果です[4]．

第 3 章 糖尿病に併発しやすい疾患

　J-LIT の対象とした症例数が，当時のわが国では異例の 5 万例という大規模なものでした．ここでは冠動脈疾患を有さず，冠動脈インターベンション，脳卒中の既往のない症例を除いていますが，それでも 40221 例という多数を解析の対象としています．**図 3-4** に示すように，糖尿病のない 33933 例と，糖尿病のある 6288 例の 2 群に分けて，冠動脈疾患，脳卒中の発症を 6 年間にわたって調査しました．すべての症例にシンバスタチン 5 ないし 10mg による治療が行われました．ベースラインの総コレステロール（TC）は約 270mg/dl で，この治療によって約 220mg/dl まで低下しています．

図 3-4. 脂質異常・糖尿病と心血管イベント

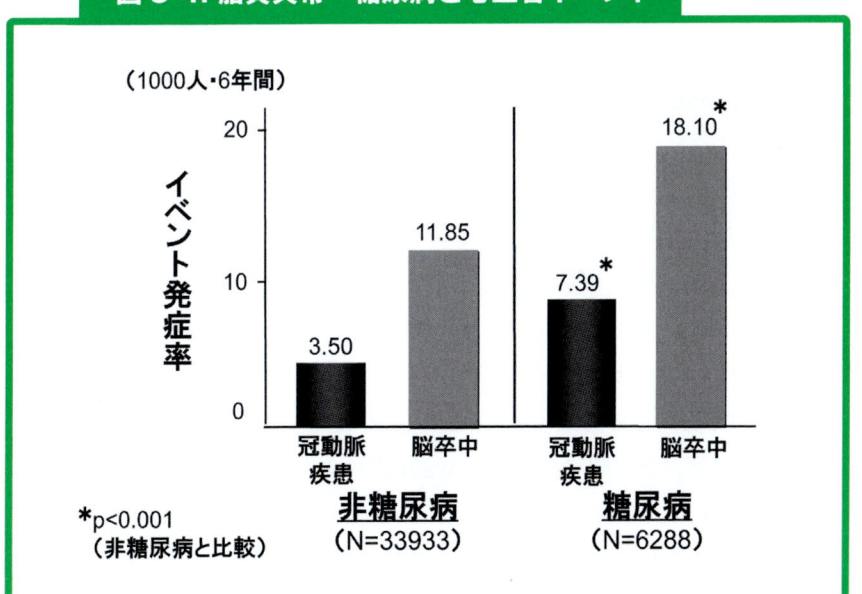

（1000人・6年間）

イベント発症率

非糖尿病（N=33933）
- 冠動脈疾患: 3.50
- 脳卒中: 11.85

糖尿病（N=6288）
- 冠動脈疾患: 7.39*
- 脳卒中: 18.10*

*p<0.001（非糖尿病と比較）

【Shimamoto K et al: Effects of hypertension and type 2 diabetes mellitus on the risk of total cardiovascular events in Japanese patients with hypercholesterolemia. Hypertens Res 30 (2) : 119-122, 2007.】

Point 総コレステロールを同じように下げても，糖尿病があると心血管疾患の抑制が十分でないことが明らかである．

追跡期間中の冠動脈イベントは，糖尿病のある群で2倍以上に増加しました．脳卒中は発症率が冠動脈イベントの倍以上あり，やはり糖尿病の存在により53％増加していました．冠動脈イベント，脳卒中のいずれの発症率も，糖尿病群で有意に高値でした（p<0.001）．さらにこのデータを，血圧によって分類した結果もお伝えしておきましょう．血圧が高くなるほど，心血管疾患発症の相対危険度は増していきました．収縮期血圧についてみると，130mmHg未満で糖尿病がない群の危険度を1とした場合，160mmHg以上で糖尿病があると約9倍に上昇していました（糖尿病がない群では約4.5倍）．糖尿病があると，総コレステロールを同じように下げても心血管疾患の抑制は十分でない，従ってより厳格な脂質管理が求められる，さらに血圧の影響も考慮しなければならない，という重要なメッセージを伝えています．

2）Non HDL-C をどう理解するか？

　この数年，私たちはLDL-Cに注目して脂質異常の治療を行ってきました．その理由は，LDL-Cの測定（直接法）が検査センターで広く行われるようになったからです．しかし「動脈硬化性疾患予防ガイドライン」2012年版では，現在複数のキットが使用されており，その不一致について言及しています．私の経験でも，同じ患者さんでTGの高い時と低い時で，LDL-Cの値が倍近く違う（TGが高いと低く出る）ことがあり，直接法に問題があることは認識していました．そこでガイドラインの2012年版では，空腹時にはFriedewald式によりLDL-Cを算出する（TGは400mg/dl未満であることが必要），食後にはnon HDL-Cを使用することを推奨しています．複雑で分かりにくいと思われる方が多いと思いますので，その根拠となる論文[5]を示し，具体的な対応について考えてみましょう．

第3章 糖尿病に併発しやすい疾患

　紹介するのはJELISという，これも日本で行われた素晴らしい研究です．JELISの詳細は後ほど述べますので，ここではnon HDL-Cに特化してお話ししましょう．冠動脈疾患のない11669例を，スタチン単独（5806例）あるいはスタチンとイコサペント酸エチル（EPA）の二者（5863例）で治療する群に分けました．Friedewald式により算出したLDL-Cとnon HDL-Cのコントロール状況が，冠動脈疾患の発生に及ぼす影響をみたものです．スタチン単独治療群について，両者が目標のコントロールに達したA群のハザード比を1とすると，LDL-Cのみ到達したB群は2.31，non HDL-Cのみ到達したC群は1.90，両方とも到達しなかったD群は2.47でした．A群に対して，B群とD群のハザード比は有意に高値でした．Non HDL-Cが目標に到達しないB群，D群で冠動脈疾患を発症する危険性が高かったことは，LDLに対する治療を行った後になおnon HDL-Cが有用なリスクマーカーとなることを示しています．

　実際の診療における問題点として，第一に患者さんがいつも空腹で来院するとは限りません．第二の問題点として，保険診療では脂質の測定項目が3種類までとなっていることです．4種類の測定項目から何を選ぶかを決めておかなければいけません．ガイドラインに沿って考えると，測定する項目はTC，TG，HDL-Cの3種類になります．空腹時であればFriedewald式からLDL-Cを求め，食後であればTCからHDL-Cを引いたnon HDL-Cを使用します．患者さんへの説明の際には，LDL-Cとnon HDL-Cの間に30mg/dlの差があるので，これを引いてLDL-Cに統一してもよいのではないでしょうか．もう一つわかりにくいのは，non HDL-Cが「高TG血症の場合にLDL-Cの管理目標を達成したのちの二次目標」と書かれている点です．確かに先の論文の結果からそうなるのですが，食後採血では高TG血症の有無に関わらずnon HDL-Cを使用するのであれば，もう少しすっきりとした表現にできないのかと思うのは私だけでしょうか．

3）LDL-C 以外にも注目する

　糖尿病に合併する脂質異常では，LDL-C だけでなく TG にも注目すべきであると述べました．それならば LDL-C にスタチン系薬，TG にフィブラート系薬が第一選択ですから，両者の併用がベストということになります．実際にこの併用が頻繁に行われない理由があります．腎機能障害があると，併用により横紋筋融解症の頻度が増えるのですが，この点を強調しすぎたために併用自体が悪いという印象を与えてしまったのでしょう．私はもちろん腎機能に注意し，さらに CPK を定期的にチェックしながら併用すれば問題はないと考えています．これからお話しするのは，スタチンと EPA の併用を行った JELIS のサブ解析[6]の結果です．

　高コレステロール血症を有する 18645 例を，スタチン単独で治療する群と，スタチンと EPA により治療する群に分類しました．脳卒中の既往があった 942 例を二次予防群として，スタチン単独（457 例）とスタチン・EPA 併用（485 例）に割り付けました．糖尿病症例が単独群に 25％，併用群に 23％含まれています．ベースラインの患者背景に，二つの群で差はありませんでした．TC，LDL-C は両群とも 20～25％の低下を認めました．当然ですが，併用群では EPA の効果により TG が 13％低下しました（単独群では 4％）．治療前の LDL-C は 180mg/dl，TG は 159mg/dl と，むしろ主体は高 LDL-C 血症であったと言えるでしょう．

図3-5にその結果をお示しします．脳卒中の再発は単独群で48例（10.5％）でしたが，併用群では33例（6.8％）で，20％の低下を認めました（p=0.047）．脳卒中の病型別では，脳血栓のハザード比が0.72と，最もEPA併用の効果が強くみられています（p=0.052）．脳血栓のさらに細かな分類（ラクナ梗塞か，アテローム血栓性梗塞か）はJELISでは検討していません．特記すべきは，この併用を27例に行えば，脳卒中の再発を1例防ぐことができるという点です．一次予防については，このような効果は確認されませんでした．TGの低下率が大きくはないのに，二次予防効果がみられたことは，EPAの持つ抗血小板作用や抗炎症作用が関与している可能性を考えさせます．

図3-5. スタチン・EPA併用による脳卒中再発抑制

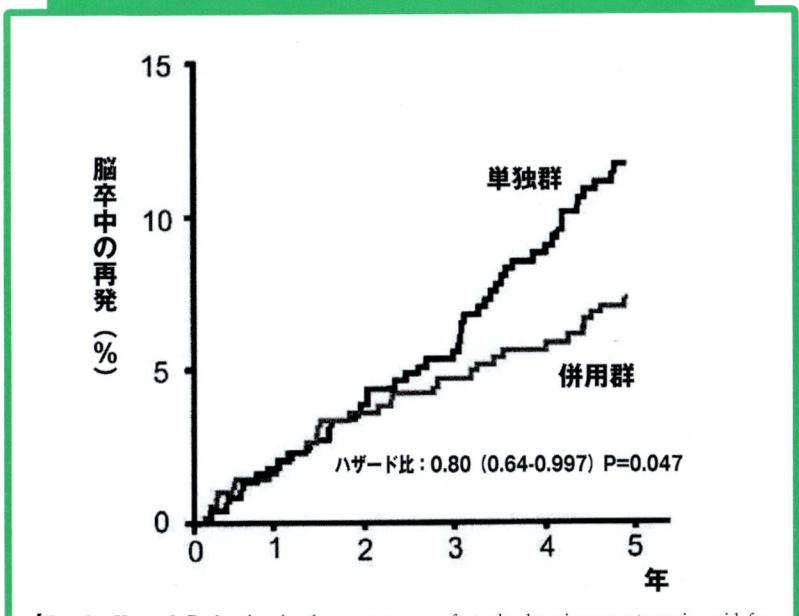

【Tanaka K et al: Reduction in the recurrence of stroke by eicosapentaenoic acid for hypercholesterolemic patients. Stroke 39（7）: 2052-2058, 2008.】

Point EPAの持つ抗血小板作用や抗炎症作用が，スタチンとの併用において効果を発揮する．

Q. 糖尿病とがんの関連は，最近の研究でどのようにわかってきたのでしょうか？

3. 糖尿病とがん（悪性腫瘍）

1）糖尿病患者はがんによる死亡が多い

　2011年の人口動態調査の結果をみると，もちろん死因の第1位はがんになっています．がんの部位別では，男性で肺・胃・大腸・肝臓・膵臓の順，女性で大腸・肺・胃・膵臓・乳房の順となっています．男性はここ数年大きな変化がありませんが，女性は少しずつ順位に変動がみられます．

　さて，糖尿病の患者さんでは，がんによる死亡が一般人より多いのでしょうか？日本糖尿病学会では，会員へのアンケートによる糖尿病患者の死因調査を行っています．1971～1980年を最初に，10年ごとの集計結果が報告されています（**表3-1**）[7]．これによると，1970年代，80年代，90年代のいずれも糖尿病患者のがんによる死亡は，一般人よりも常に高いことがわかりますね．

　糖尿病患者さんでは，がんによる死亡が多いことをお示ししましたが，その理由はわかっているのでしょうか？一つの可能性は，高血糖自体ががんを発生しやすくするのではないかということです．次に，糖尿病の治療に使われる薬剤とがんの関係も気になるところでしょう．一方で，糖尿病を増加させる原因と，がんを増加させる原因が共通であれば，糖尿病とがんに直接の関係はないことになります．

第3章　糖尿病に併発しやすい疾患

表 3-1. アンケート調査による日本人糖尿病の死因

死因	1971-1980 日本人一般 n=695821	1971-1980 糖尿病 n=9737	1981-1990 日本人一般 n=793014	1981-1990 糖尿病 n=11648	1991-2000 日本人一般 n=970331	1991-2000 糖尿病 n=18385
血管障害	31.7%	41.5%	24.6%	39.3%	22.7%	26.8%
虚血性心疾患	6.6%	12.3%	6.4%	14.6%	7.3%	10.2%
脳血管障害	24.1%	16.4%	16.2%	13.5%	13.6%	9.8%
腎障害	1.0%	12.8%	2.0%	11.2%	1.8%	6.8%
悪性新生物	21.6%	25.3%	25.9%	29.2%	31.0%	34.1%
感染症	6.2%	9.2%	8.4%	10.2%	9.2%	14.3%
その他	40.5%	24.1%	41.1%	21.3%	37.1%	24.8%

注：日本人一般のデータは国民衛生の動向（厚生統計協会）から引用したもの，また糖尿病患者のデータはアンケート調査方式によるものである．

【日本糖尿病学会：アンケート調査による日本人糖尿病の死因．糖尿病 50（1）：47-61, 2007.】

Point 1970年代，80年代，90年代のいずれも糖尿病患者のがんによる死亡は，一般人よりも常に高い．

　まず，高血糖とがんの関係についてですが，**図3-6**をみて下さい．米国で行われた研究で，平均年齢40歳の集団を，約25年間にわたって追跡したものです[8]．50グラム糖負荷後1時間の血糖値と，膵臓がんの発症リスクをみています．119mg/dl以下を1とした場合，200mg/dl以上では相対危険度が2.39に上昇していました．ただこの傾向は男性のみで有意に認められています．糖尿病ではインスリン抵抗性もしばしば認められますが，高インスリン血症ががんに罹患するリスクを増大させるという推論もあります[9]．

図3-6. 血糖値と膵臓がん発症の関係

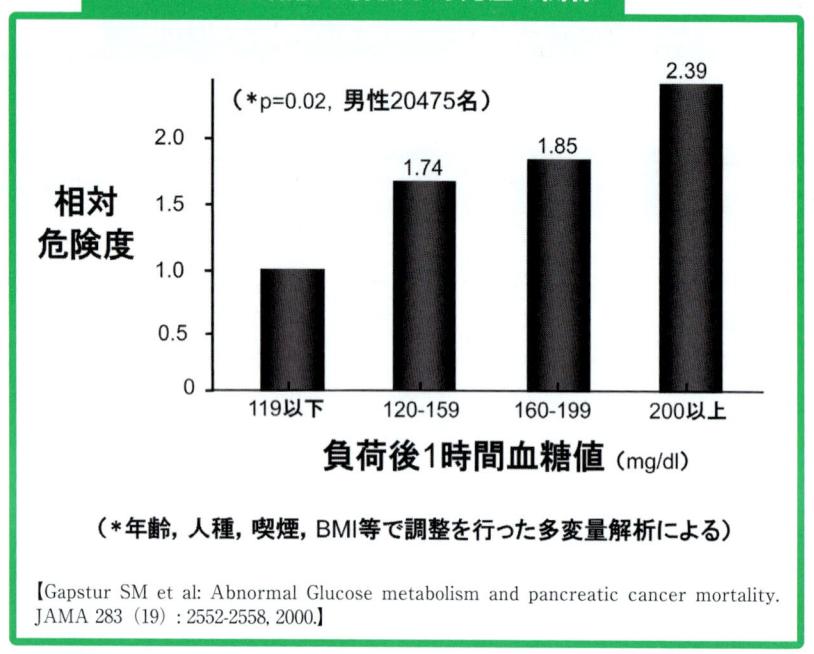

(*p=0.02, 男性20475名)

負荷後1時間血糖値 (mg/dl)	相対危険度
119以下	1.00
120-159	1.74
160-199	1.85
200以上	2.39

(*年齢, 人種, 喫煙, BMI等で調整を行った多変量解析による)

【Gapstur SM et al: Abnormal Glucose metabolism and pancreatic cancer mortality. JAMA 283 (19): 2552-2558, 2000.】

Point 負荷後1時間血糖値が高いほど, 膵臓がん発症の相対危険度が高くなる.

　糖尿病治療薬との関係について, 結論から申し上げると, 明確な結論は得られていないということになります. この詳細については, 日本糖尿病学会で「糖尿病と癌に関する委員会」が報告を行っていますのでご覧下さい[3]. 現在インクレチン関連薬の使用が急速に広まっていますが, もっとも長い薬でも使用開始後4年しかたっていません. 私の印象として, この薬と膵臓がんのリスクについて, まだ決着がついたとは言えないと思っています. 非常に優れた薬であることは間違いないので, より慎重に使って欲しいと願っています.

最近メトホルミン使用者で，がんに罹患するリスクが低くなるという報告があります．**図 3-7** は英国で行われた研究で，メトホルミンで治療した 4085（メトホルミン群）例と，それ以外の治療を受けた 4085 例（対照群）で，がんの発症を比較したものです[10]．縦軸に対照群を 1 とした場合の相対危険度を，横軸に追跡期間とメトホルミンの投与量を示しています．メトホルミンの投与量と一定の傾向はないようですが，追跡期間が長いほどがんの危険度は低くなることがわかります．各種の因子を補正しても，メトホルミン群でがんの危険度は 0.63 に下がっていました．最近も関連した論文がたくさん出てきますが，疫学研究だけで結論を出すのは時期尚早だと思います．

図3-7. メトホルミンとがん発症の関係

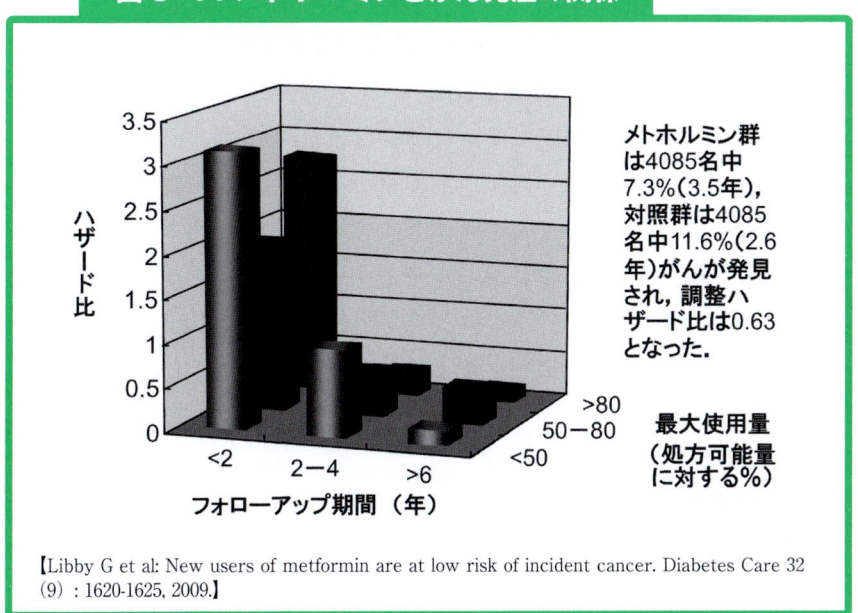

メトホルミン群は4085名中7.3%（3.5年），対照群は4085名中11.6%（2.6年）がんが発見され，調整ハザード比は0.63となった．

【Libby G et al: New users of metformin are at low risk of incident cancer. Diabetes Care 32 (9)：1620-1625, 2009.】

Point メトホルミンの投与期間が長くなるほどがんの相対危険度は低くなっている．

2）糖尿病患者に多いがんは？

　ところで，糖尿病患者で特に多いがんはあるのでしょうか？先に挙げた糖尿病学会の死因調査[1]では，肝臓がんが男女とも第1位であり，男性では次いで肺がん，膵臓がん，女性では膵臓がん，肺がんの順となっていました．日本人で最も大規模な研究とされるInoueら[11]の報告では，男性で肝臓がん，膵臓がん，腎臓がん，大腸がんなどと，女性で胃がん，肝臓がんのリスクとの関連が示唆されています．この研究は，40～69歳の97771例の日本人を追跡したもので，この中に糖尿病の診断を受けた人が含まれています．男女を問わず，少なくとも肝臓がんは，糖尿病の患者さんで要注意のがんであると言えそうですね．

3）日常診療における留意点

　それでは最後に，糖尿病診療の中でがんを見落とさないためにどのようにすればよいか，三点ほど注意事項を挙げてみます．

（1）血糖コントロールの急激な悪化

　血糖コントロールの安定していた患者さんで，急激にHbA_{1c}が悪化してきた時，私たちは先輩の医師から膵臓がんを疑うように教えてもらってきました．実際に私が30年間に経験したのは1例だけですが，前述の疫学調査で糖尿病の人では膵臓がんがどうも多そうです．また，血糖値を下げる唯一のホルモンのインスリンが膵臓から分泌されていることを考えると，膵臓の病変が血糖コントロールに影響を及ぼすことに納得がいきます．そのような場面に遭遇した時は，積極的に画像診断を勧めるようにして下さい．

（2）体重減少

　次に，血糖コントロールは悪化していない，特に食事療法も変更していないのに体重が減る場合，がんの存在を念頭に置く必要があります．体重が減る理由として，一般的にはがん自体がエネルギー消費を増大さ

せるためと説明されています．もちろんそれだけではなく，特に消化器系のがんなどでは，食欲に影響を与える可能性もあるでしょう．体重の変化を早く知るためにも，糖尿病の日常診療では，体重測定を毎回必ず行い記載するように心がけましょう．

(3) HbA$_{1c}$ の見かけ上の改善

　貧血で赤血球寿命が短縮すると，HbA$_{1c}$ が見かけ上低値になることをすでに説明しました（**第1章**）．消化管のがんでは，しばしば病変部位からの出血をきたし，その結果として貧血を生じます．患者さんも特に努力していない，血糖値は変化していないのに，HbA$_{1c}$ だけが下がっていく場合，積極的に胃，大腸を中心としたがんの検索を行うようにします．いきなり大腸の内視鏡は難しいと言われるのであれば，まず便潜血のチェック（2回法で）をしておきましょう．

　第1章の検査のところで，検尿はとても重要な検査であると述べました．糖や蛋白のチェックだけでなく，潜血も必ずみておきましょう．尿潜血が急に陽性になった時や，潜血の程度が強くなった時は，膀胱など泌尿器科系のがんを疑うきっかけとなります．これもいきなり泌尿器科の受診が難しいと言われるかも知れませんが，まず尿細胞診から提出してみる手もあります．

　日常の診療の中で，あらゆるがんをカバーすることができるとは到底思えません．これまで述べた点に留意する一方で，患者さんには，各種の検診や人間ドックの活用をすすめて下さい．糖尿病の診療に限らず，患者さんの訴える症状に素直に耳を傾けることが基本になるのではないでしょうか．

Q. 糖尿病の患者さんに多い感染症を教えてください.

4. 糖尿病と感染症

　糖尿病の患者さんが,感染症にかかるリスクが高いことは周知の事実です.糖尿病診療ガイドラインではコンセンサス,すなわちエビデンス(根拠)を伴わなくとも,推奨するに十分値するということです.感染症に罹患すると血糖コントロールが悪化しやすく,しばしばインスリン治療を余儀なくされることとなります.がんの項で引用したアンケート調査(**表3-1**) [7] をもう一度見ていただくと,糖尿病患者の死因の第3位は感染症で,日本人一般より高頻度であることがわかります.

　さらに糖尿病では,通常遭遇することの少ない特殊な感染症が多いことも知られています.例として悪性外耳道炎,気腫性膀胱炎・腎盂腎炎では8割,あるいはそれ以上に糖尿病が合併しており,副鼻腔・頭蓋内真菌感染症でも半数以上に合併するとされています.さらに気腫性胆のう炎,壊死性筋膜炎も,糖尿病に特徴的な感染症として挙げられていますね.もちろんこれらも知識として知っておくと良いのですが,まず一般的にどのような感染症が多いか知ることから始めるのが妥当でしょう.

1)糖尿病に多い感染症は何か

　図3-8は広島大学病院と関連施設で,約5年間に感染症で入院した糖尿病患者207例の原因となった疾患を示したものです [12].全体の3分の1を肺炎,4分の1を尿路感染症が占めています.特徴的な感染症として説明した気腫性腎盂腎炎2例,壊死性筋膜炎1例もその他に含まれています.部位別にみると,肺炎と気管支炎を合わせた呼吸器が41%と最多

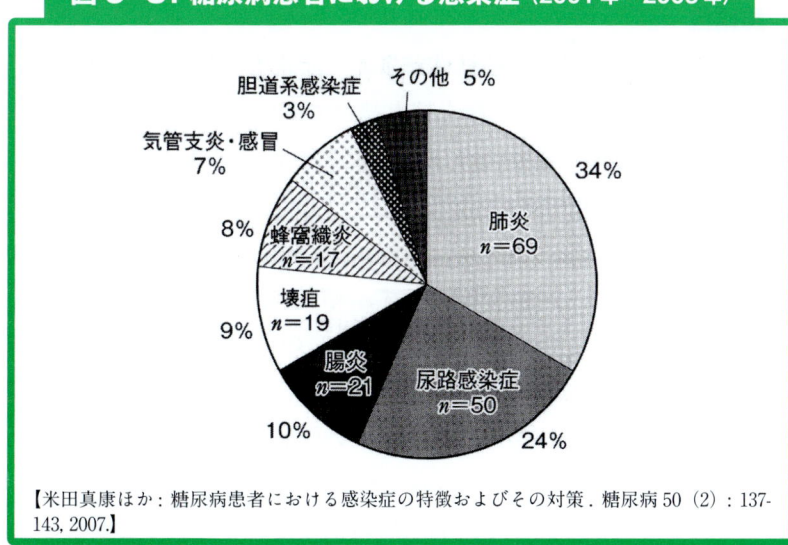

第3章 糖尿病に併発しやすい疾患

図3-8. 糖尿病患者における感染症（2001年～2005年）

- その他 5%
- 胆道系感染症 3%
- 気管支炎・感冒 7%
- 蜂窩織炎 8% $n=17$
- 壊疽 9% $n=19$
- 腸炎 10% $n=21$
- 尿路感染症 24% $n=50$
- 肺炎 34% $n=69$

【米田真康ほか：糖尿病患者における感染症の特徴およびその対策．糖尿病 50（2）：137-143, 2007.】

Point 2001年から2005年の間に感染症で入院した糖尿病患者207例の原因となった疾患を示したもの．

ですが，足潰瘍・壊疽，蜂窩織炎といった皮膚・軟部組織も17%と多くなっていることに注目しておいて下さい．

　患者背景についての検討では，平均年齢が呼吸器感染症で71.5歳，尿路感染症で69.6歳と比較的高齢であるのに比し，皮膚・軟部組織感染症では56.9歳と若いことが注目されます．次に血糖コントロールについて，呼吸器と尿路での入院患者のHbA$_{1c}$は8%台であるのに，皮膚・軟部組織では10%以上となっていました．入院期間も前二者の平均18～20日に対し，後者では33.5日と治療に長い日数を要しました．一般的な話ですが，患者さんは意外と体温計で熱を測ることをしません．そうなると，感染症に気づくきっかけは自覚症状になります．呼吸器なら咳や痰，尿路なら頻尿や排尿痛が，受診のきっかけになることが多いと思います．ところが皮膚・軟部組織の場合，発赤や腫脹はあっても，激しい痛みをきたすことは少ないでしょう．特にその点が，患者背景の違いに影響しているのではないでしょうか．

2) 主要な感染症について
(1) 肺結核
　これまで糖尿病患者では肺結核が多く，症状も進行した例が多いとされてきました．現在もその認識を持ち続けてよいのか，最近の文献（2011年）で確認をしておきましょう．デンマークからの報告[13]で，1980年から2008年まで長期間の観察を行っています．電子化された入院記録を用いて，結核を罹患した患者に，年齢，性，居住歴等の近似した5例までの対照者をマッチさせる方法です．結核罹患者2950例には156例(5.3%)，対照者14274例には539例(3.8%)の糖尿病を含んでいました．各種の因子を調整した後の，糖尿病患者の結核罹患のオッズ比は1.18(95%信頼限界0.96〜1.45)で，これまでの報告と比較すると低い値でした．そもそも，罹患者中の糖尿病の割合が小さいことにも驚きますが，結核の蔓延していない国では，糖尿病の結核罹患に与える影響も少ないというデータでした．もちろんこれをそのまま日本に当てはめることはできません．今回紹介したデータを，近い将来の目標にするべきでしょう．前節の糖尿病とがんの話にも関連しますが，糖尿病の患者さんが長引く咳を訴える時に，私は積極的に胸部X線写真を撮りますし，皆さんにも是非お勧めしたいと思います．

(2) 尿路感染症
　糖尿病患者では，無症候性細菌尿の頻度が高いことが知られています（通常の3〜5倍）．当然の結果として，尿路感染症も2-3倍の頻度と言われています．直接に関係するかどうかは別として，腎膿瘍，腎周囲膿瘍も多いことを知っておかなければなりません．これらの原因として，末梢神経障害に伴う神経因性膀胱の関与が示唆されています．糖尿病で膀胱炎を繰り返す時は，安易に抗生物質を投与せず，必ず残尿の有無をチェックしましょう．漫然とした抗生物質投与は，耐性菌を生じることとなり，将来の治療を困難なものとします．残尿の検出方法は，排尿した後に超音波で膀胱を観察するだけで十分です．

3）感染症の予防・治療

　感染症の予防として，手洗いとうがいは絶対的な基本です．この指導を忘れては，せっかくの予防接種も十分な実力を発揮できません．日本呼吸器学会がまとめた「成人支柱肺炎診療ガイドライン」（2005年）によると，米国予防接種諮問委員会の勧告として，インフルエンザ予防接種の対象として糖尿病が挙げられています（合併症を起こしやすいハイリスク群）．また，肺炎球菌ワクチン接種を必要とする対象者の中に，65歳未満で糖尿病を有する人が含まれています．肺炎球菌ワクチン（ニューモバックス®）は決して安価ではありませんが，5年間有効であると考えれば妥当な負担と言えるでしょう．

　最後に経口血糖降下薬と感染症について，ごく最近興味深い文献[14]があったので紹介しましょう．これは動物実験で，鼻腔からStaphylococcus aureusを投与し，肺胞洗浄液中の細菌の数を調べるというものです．結果は**図3-9**に示すように，メトホルミンを投与されたdb/dbマウスでは，食塩液を投与された同じマウスと比較して，検出された細菌数が有意に減っていました（$p<0.01$）．ご承知のように，db/dbマウスはレプチン受容体の欠損により，肥満と高血糖をきたす動物モデルです．ところがこの実験では，メトホルミン投与による血糖改善がない条件下で，細菌の増殖抑制が観察されました．その理由として，気道上皮におけるグルコースの流れを，メトホルミンが抑制するからではないかと考察しています．

図 3-9. メトホルミンの *S. aureus* 増殖抑制効果

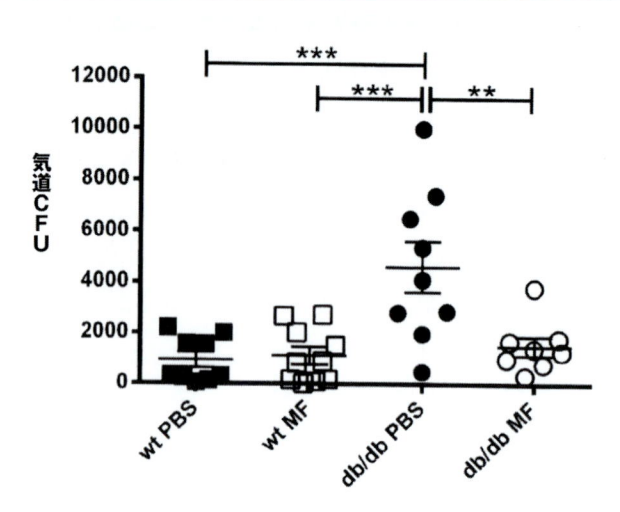

CFU=colony forming unit, PBS=リン酸緩衝食塩液, MF=メトホルミン, ＊＊p<0.01, ＊＊＊p<0.001

【Garnet JP et al: Metformin reduces airway glucose permeability and hyperglycemia-induced Staphylococcus aureus load independently of effects on blood glucose. Thorax 68（9）: 835-845, 2013.】

Point メトホルミンを投与された db/db マウスでは，食塩液を投与された同じマウスと比較して，検出された細菌数が有意に減っていた．

第3章 糖尿病に併発しやすい疾患

【参考文献】

1) Sega R et al: Prognostic value of ambulatory and home blood pressures compared with office blood pressure in the general population. Circulation 111 (14) : 1777-1783, 2005.
(診察室血圧の結果に関わらず，家庭血圧の測定を行う必要性を示唆している)

2) UK Prospective Diabetes Study Group: Tight blood pressure control and risk of macrovascular and microvascular complications in type 2 diabetes. BMJ 317 (7160) : 703-713, 1998.
(論文の内容は本文中で詳しく解説している)

3) 寺本民生, 藤田敏郎：わが国における, 生活習慣病とその薬物療法の現状と課題. Prog Med 30 (5) : 1437-1449, 2010.
(血糖にせよ，血圧にせよ，ベストを目指して治療することは大切である．しかしこれからの高齢化社会では，その過程にコスト意識を持たざるを得ないであろう)

4) Shimamoto K et al: Effects of hypertension and type 2 diabetes mellitus on the risk of total cardiovascular events in Japanese patients with hypercholesterolemia. Hypertens Res 30 (2) : 119-122, 2007.
(論文の内容は本文中で詳しく解説している)

5) Sasaki J et al: Relationship between coronary artery disease and non-HDL-C, and effect of highly purified EPA on the risk of coronary artery disease in hypercholesterolemic patients treated with statins. J Atheroscler Thromb 19 (2) : 194-204, 2012.
(J-LITはわりと引用される機会が多いが，JELISも十分な内容を持っているのに，それほど引用されないのが不思議に感じる)

6) Tanaka K et al: Reduction in the recurrence of stroke by eicosapentaenoic acid for hypercholesterolemic patients. Stroke 39 (7) : 2052-2058, 2008.
(論文の内容は本文中で詳しく解説している)

7) 堀田饒ほか：アンケート調査による日本人糖尿病の死因. 糖尿病 50 (1) : 47-61, 2007.
(アンケート調査により，全国282施設からの糖尿病患者18385名の死因を解析したものである．1970年代，80年代の報告に続き，ここでは1990年代の結果が報告されている．この中で，一般人と比較して，糖尿病患者の寿命が短いことにも言及されている)

8）Gapstur SM et al: Abnormal Glucose metabolism and pancreatic cancer mortality. JAMA 283（19）: 2552-2558, 2000.
（論文の内容は本文中で詳しく解説している）

9）春日雅人ほか: 糖尿病と癌に関する委員会報告. 糖尿病 56（5）: 374-390, 2013.
（糖尿病患者にはがんが多いか, どの部位のがんが多いか, 日本, 海外の文献をレビューしている. また, がんが多い原因について, 様々な角度から考察を行っている. 最新の情報を整理する上で必読の文献である）

10）Libby G et al: New users of metformin are at low risk of incident cancer. Diabetes Care 32（9）: 1620-1625, 2009.
（論文の内容は本文中で詳しく解説している）

11）Inoue M et al: Diabetes mellitus and the risk of cancer: results from a large-scale population-based cohort study in Japan. Arch Intern Med 166（17）: 1871-1877, 2006.
（論文の内容は本文中で詳しく解説している）

12）米田真康ほか: 糖尿病患者における感染症の特徴およびその対策. 糖尿病 50(2): 137-143, 2007.
（論文の内容は本文中で詳しく解説している. 検出された菌種についての記載もあるので, 興味のある方は是非一度お読みいただきたい）

13）Leegaard A et al: Diabetes, glycemic control, and risk of tuberculosis. Diabetes Care 34（12）: 2530-2535, 2011.
（論文の内容は本文中で詳しく解説している. 「糖尿病治療ガイドライン 2013」では, この論文も糖尿病で結核が多いことを裏付ける論文として挙げているが, 他の論文とは少々ニュアンスが異なっている）

14）Garnet JP et al: Metformin reduces airway glucose permeability and hyperglycemia-induced Staphylococcus aureus load independently of effects on blood glucose. Thorax 68（9）: 835-845, 2013.
（論文の内容は本文中で詳しく解説している）

第4章
ライフステージごとの療養指導

この章では，ライフステージごとの療養指導のしかたを述べます．妊娠糖尿病，高齢者糖尿病，ステロイド糖尿病の療養指導で大切なことを解説したいと思います．

Q. 最近妊娠糖尿病の診断基準が改訂されましたが，それはどのような研究成績の結果なのでしょうか？

1. 妊娠糖尿病

　妊婦に糖代謝の異常があると，母児ともにさまざまな合併症が増えることはよく知られています．これまでは，妊娠中に発見された糖代謝異常を，全て妊娠糖尿病（GDM）と定義することが一般的でした．しかし，妊娠時に発見された明らかな糖尿病は，妊娠前から存在していた可能性もありますから，むしろ妊娠前から存在する糖尿病と一緒に取り扱うのが妥当でしょう．2010年に妊娠糖尿病の診断基準が改訂されましたが[1]，この改訂に至った最近の研究成績の紹介も含めてお話しをしていきましょう．

1）妊娠糖尿病の定義
　まず今回の改訂では，妊娠糖尿病は「妊娠中にはじめて発見または発症した糖尿病に至っていない糖代謝異常」と定義され，明らかな糖尿病は妊娠糖尿病のカテゴリーから外れました．明らかな糖尿病であれば，網膜症や腎症などの細小血管障害の検索が必要ですから，この変更は妥当なものと言ってよいですね．

2）妊娠糖尿病の診断

妊娠糖尿病があると，将来糖尿病を発症するリスクが高いことは明らかです（**図4-1**）[2]．これまでの診断基準は，母体の糖尿病発症を指標として定められていました．最近，周産期の合併症を指標とした，新しい診断基準が発表されました[3]．これは9か国，15施設で行われたHAPO[4]のデータに基づいています．HAPOでは24～32週の妊婦に75gOGTTを行い，空腹時血糖値105mg/dl以下，2時間血糖値200mg/dl以下の23316例を抽出しています．一次評価項目は生下時体重，臍帯血Cペプチド，帝王切開，新生児の低血糖としました．

図4-1. 出産後の糖尿病発症頻度

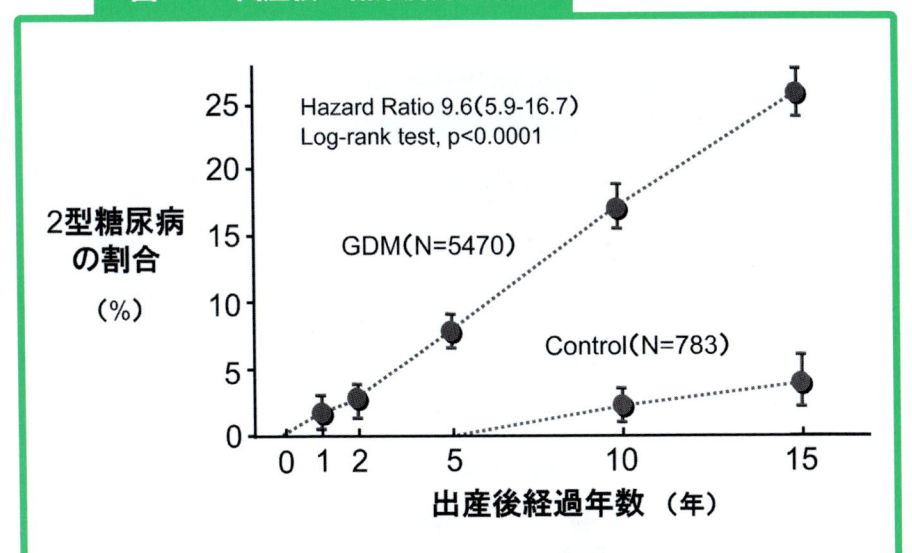

Hazard Ratio 9.6(5.9-16.7)
Log-rank test, p<0.0001

GDM(N=5470)
Control(N=783)

2型糖尿病の割合（％）
出産後経過年数（年）

【Lee AJ et al: Gestational diabetes mellitus: clinical predictors and long-term risk of developing type 2 diabetes. Diabetes Care 30 (4): 878-883, 2007. より引用】

Point 妊娠糖尿病が存在すると，将来糖尿病を発症するリスクが高いことが明らかである．

図4-2はOGTTの空腹時血糖値と評価項目の関係を示したものです．例えば生下時体重についてみると，90パーセンタイルを超えるオッズ比は，血糖値が0.6mmol/L（11mg/dl）上昇すると1.68になることを示しています．負荷後1時間および2時間血糖値においても同様の結果が得られました．臍帯血Cペプチドも，各時点の血糖値とよく相関していました．

そこでIADPSGでは，集団の平均血糖値を基準として，各指標が90パーセンタイルを超えるオッズ比が1.75倍になる血糖値を求めました[3]．その結果, 空腹時血糖値5.1mmol/L（92mg/dl），1時間値10.0mmol/L（180mg/dl），2時間値8.5mg/dl（153mg/dl）が妊娠糖尿病の基準として提唱されました．これまでと空腹時値，2時間値が少し変わっていますが，大幅に違わなかったことは，以前の基準も妥当だったということでしょう．

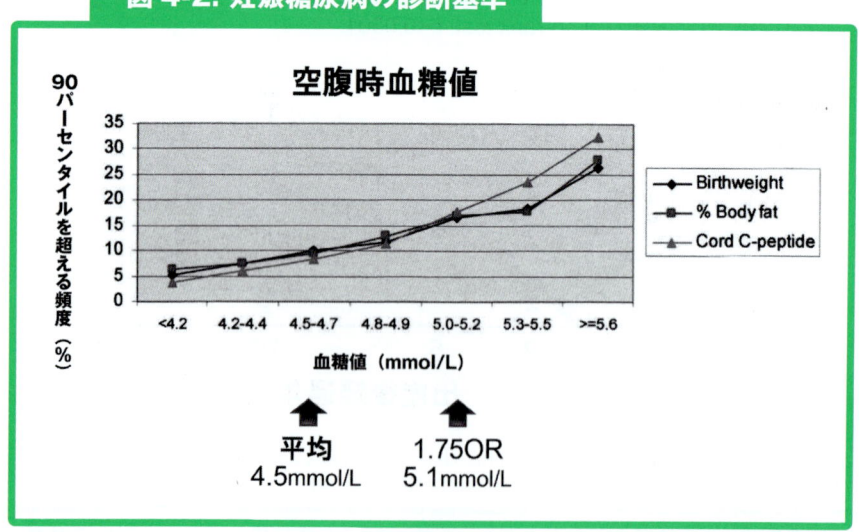

図4-2. 妊娠糖尿病の診断基準

Point 例として生下時体重についてみると，OGTTの空腹時血糖値と評価項目の関係を示している．この集団の平均空腹時血糖値が4.5mmol/Lであり，90パーセンタイルを超えるオッズ比が1.75倍になる血糖値は5.1mmol/Lとなった．

以前は3点のうち2点以上を満たすものを診断していたのが，今回から1点でも満たす場合は妊娠糖尿病と診断されます．ここが最も大きな変更点となりますので，この基準を使う時によく注意をして下さい．皆さんおわかりのように，妊娠糖尿病の割合は当然増えますので，その問題点について後ほど一緒に考えましょう．日本もこの基準を取り入れていますが，明らかな糖尿病については基準を一度満たすだけでよいのか，まだ意見が一致していません．

3）妊娠糖尿病のスクリーニング

75gOGTTの診断基準について述べましたので，次に妊娠糖尿病をどうやって拾い上げるかについて説明しましょう．IADPSGは**図4-3**に示すスクリーニング案を提唱しています．初診時（妊娠初期）に空腹時血糖（FPG），HbA$_{1c}$，随時血糖のいずれかを用いることとなっており，図には空腹時血糖を用いた時のスクリーニング法を示しています．ここで正常と診断された妊婦は，全員24〜28週で75gOGTTを受けるというものです．

全ての妊婦に75gOGTTを行った場合，従来の基準ではGDMと診断されるのは3％以下でしたが，新しい基準では4倍に増加するとされています．そうなると，全例に糖負荷を行うのはたいへんな手間となります．現実的には初診時と同じ方法で，妊娠中期以降に陰性者に再度スクリーニングを行うのがよいでしょう．わが国では初診時に随時血糖，中期以降に50g糖負荷後1時間血糖または随時血糖を測定することが推奨されています．

図 4-3. 妊娠糖尿病のスクリーニング

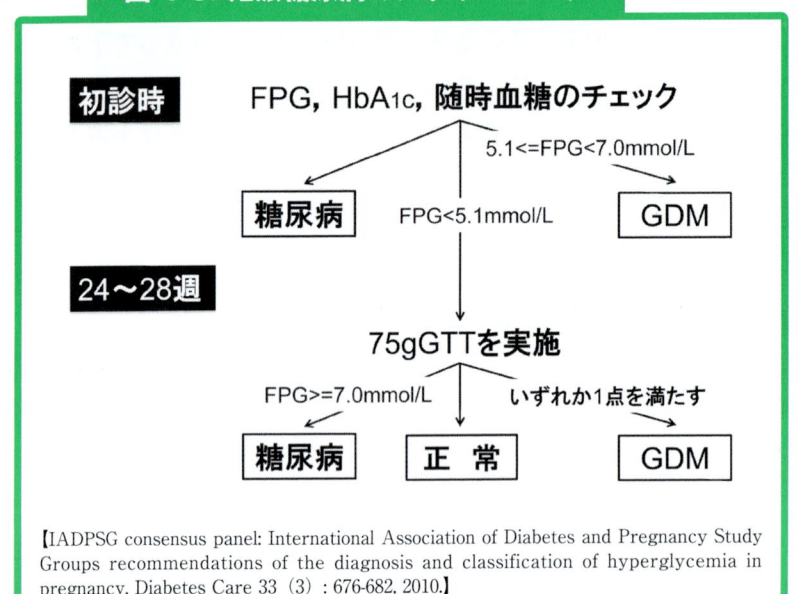

初診時　FPG, HbA1c, 随時血糖のチェック

　　　　　　　　　　　5.1<=FPG<7.0mmol/L
　　　　　↙　　　　　　　　　　↘
　　　糖尿病　　FPG<5.1mmol/L　　GDM

24〜28週
　　　　　　　75gGTTを実施
　　FPG>=7.0mmol/L　　　　いずれか1点を満たす
　　　↙　　　　　↓　　　　　↘
　　糖尿病　　　正　常　　　　GDM

【IADPSG consensus panel: International Association of Diabetes and Pregnancy Study Groups recommendations of the diagnosis and classification of hyperglycemia in pregnancy. Diabetes Care 33（3）: 676-682, 2010.】

Point 空腹時血糖を用いた時のスクリーニング法を示している．ここで正常と診断された妊婦は，全員 24 〜 28 週で 75gOGTT を受けるというものである．

4) 妊娠糖尿病の管理

　まず検査についての注意点を一つお話ししておきましょう．**第 1 章**の検査のところで，血糖コントロールの指標が同一月に 2 つ測定できることがあると説明しました．妊婦はその適応になりますので，通常の HbA1c に加えて GA も一緒に測って下さい．その理由はおわかりのように，妊娠中はきめ細かい血糖コントロールが必要ですから，比較的長期の指標（HbA1c）と，短期の指標（GA）を組み合わせて使用すべきだからです．妊娠中は鉄欠乏性貧血になることが多く，その影響を受けない GA は HbA1c より正確である可能性もあります．

第4章 ライフステージごとの療養指導

いろいろお話をしてきましたが，ここで妊娠糖尿病のような軽度の糖代謝異常を治療する意味が本当にあるのかという疑問にお答えしなければなりません．表4-1は，妊娠糖尿病を積極的に治療する介入群と，通常治療群の2群に分け，母体，児それぞれのアウトカムに及ぼす影響を調べたものです[5]．ここでの対象者は，妊娠糖尿病の危険因子を持っているか，50g糖負荷1時間血糖値が140mg/dl以上の妊婦で，24～34週に75g糖負荷試験を受け，FPG140mg/dl未満かつ2時間値140～198mg/dlの症例です．現在の定義とは少し異なることには注意しておきましょう．方法ですが，介入群（490例）では栄養指導，血糖自己測定を実施し，必要に応じてインスリン治療を行いました．通常治療群の参加者は510例でした．

表 4-1. 妊娠糖尿病への介入効果

		介入群	通常治療群
母体	インスリン治療 体重増加 ** 前子癇状態 *	100名（20%） 8.1±0.3kg 58名（12%）	17名（3%） 9.8±0.4kg 93名（18%）
児	重症合併症 ** 体重 *** 巨大児 ***	7名（1%） 3335±551g 49名（10%）	23名（4%） 3482±660g 110名（21%）

*p<0.05, **p<0.01, ***p<0.001.
重症合併症＝周産期死亡，肩難産，骨折，神経麻痺

【Crowther CA et al: Effect of treatment of gestational diabetes mellitus on pregnancy outcomes. N Engl J Med 352（24）: 2477-2486, 2005.】

Point 介入群で母体の体重増加，前子癇状態，児の重症合併症，巨大児の頻度等が有意に低く，妊娠糖尿病は積極的に治療すべきと言うことができる．

結果ですが，まず母体については，介入群で体重増加，前子癇状態が有意に低率でした．次に児については，重症合併症の頻度が介入群で4分の1と有意に低く，巨大児の頻度も半分以下と有意に少なくなっていました．妊娠糖尿病を積極的に治療する意義があることを証明する一つのデータと考えてよいでしょう．今後は新しい基準に基づいて同様の検討が行われ，妊娠中の積極的な治療が，将来の糖尿病発症を抑制することも明らかになるとよいですね．

5）妊娠と劇症1型糖尿病

　劇症1型糖尿病は自己抗体が陰性で，発症が極めて急激なことが特徴とされます．この疾患については，ある程度ご存知と思いますので，ここでの細かい説明は省略します．日本糖尿病学会が調査した結果では，劇症1型糖尿病161例のうち，13例が妊娠に関連して発症していました．また，妊娠中に発症する1型糖尿病は，ほとんどが劇症であると言われています．血糖値の急激な変化が起こりますので，母体への影響だけでなく，児への影響が気になるところです．

　Shimizuら[6]は，22例の妊娠関連劇症1型糖尿病について検討を行っています．22例中20例では，抗GAD抗体が陰性でした．18例が妊娠中の発症であり，13例が妊娠後期の発症でした．残念なことに，18例中12例は胎児死亡でした．生存6例中，5例は帝王切開で出産していたのに対し，死亡例では3例に帝王切開が行われていました．この論文の結語にまとめられているように，大切なことは妊娠中に劇症1型糖尿病が発症することを意識し，自覚症状を見逃さないようにして，可能な限り迅速に対応することです．

Q. 高齢者の糖尿病療養指導について，具体例をあげて説明してください．

2. 高齢者糖尿病

　当院には現在，月平均565名の糖尿病患者さんが来院されています．その年齢分布をみると，39歳以下4％，40歳代12％，50歳代15％，そして60歳代が36％と最多で，70歳代24％，80歳以上9％でした．平均年齢は63.3歳で，これはどこの施設でも同じような傾向になっています．60歳代が中心ではあるのですが，70歳以上が3分の1を占めており，驚くことに90歳以上の患者さんも数名通院しておられます．少なくとも私は，学生や研修医の時代に，このような高齢者をいかに治療するか詳しく学んだ記憶がありません．一つ確かなことは，これまでの私たちの知識の，単純な延長線上にはないだろうということです．

　第2章で述べたように，高齢の糖尿病患者では認知症の合併が増えてきます．そこでまず，身体機能の低下と認知症について，それぞれ具体的な症例を提示し，従来行ってきた治療が続けられなくなった時にどう対応すべきか，一緒に考えてみましょう．

症例1　88歳（女性）

主訴：インスリン注射ができなくなった

病歴：SU薬による重篤な低血糖の既往があり、低血糖に強い恐怖感をいだいていた。グラルギンによる単独治療で、数年間にわたりHbA$_{1c}$（NGSP）を8％台で維持してきた。しかし握力が低下し、自己注射が徐々に困難となった。**図4-4**に示すように、まずアログリプチン12.5mgを併用し、グラルギンを9単位から6単位へ、次に4単位へと減量し、血糖値の上昇のないことを確認して中止した。しかしアログリプチン単独にしたところ、急激な血糖値の上昇がみられたため、訪問看護の導入に踏み切った。平日に週3回、隔日にグラルギン9単位を看護師により皮下注し、アログリプチンも継続することで、従前に近い血糖コントロールが得られている（注：2013年12月現在、アログリプチンとインスリンの併用は、適応として認められていない）。

図4-4. 症例1（88歳 女性）

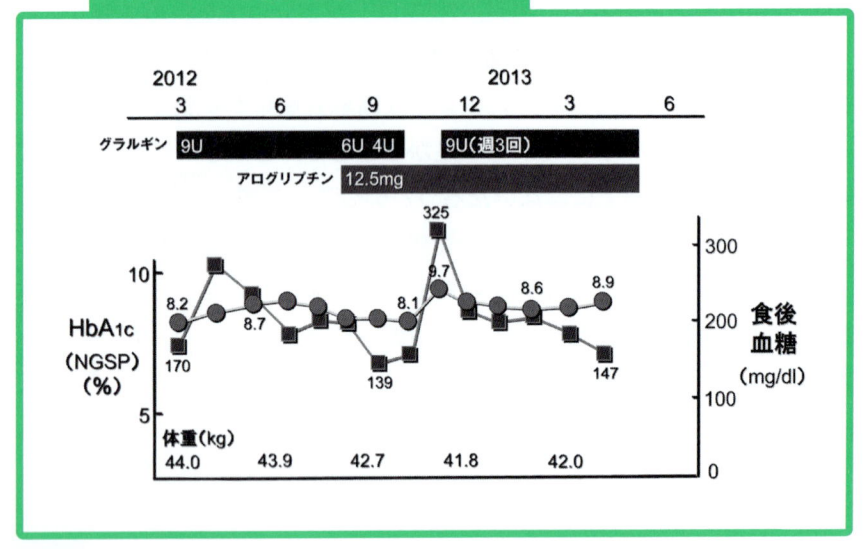

Point　グラルギンを毎日の自己注射から週3回の訪問看護師による注射に変更し、アログリプチンを併用することで従前と同様の血糖コントロールとなった。

症例2　69歳（女性）

主訴：特になし（血糖コントロールの悪化）

病歴：58歳から経口血糖降下薬の内服を開始した．60歳の時にインスリン治療に変更，血糖自己測定も行い HbA$_{1c}$（NGSP）は6％前後を維持していた．1年前に血糖測定器を更新したさい使用方法が覚えられず，古い機器に戻して使っていた．その後自己注射も困難となり，血糖コントロールが悪化した．MMSE は11点，また頭部 MRI で広範な脳萎縮，SPECT で側頭葉・後部帯状回の血流低下を認めた．インスリンを中止し，グリクラジド 80mg（分2）としたところで，悪化した HbA$_{1c}$ が再び7％台前半に改善した（**図4-5**）．

図4-5. 症例2（69歳 女性）

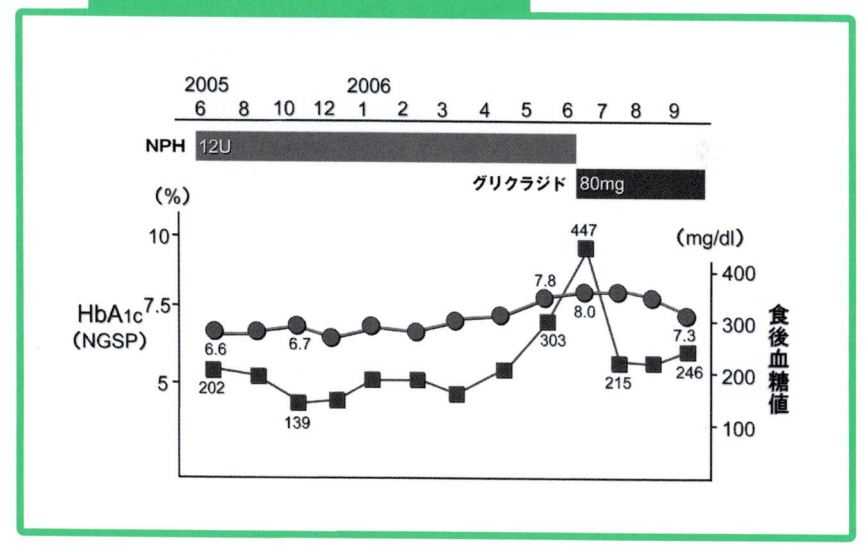

Point　NPHインスリンを中止し，グリクラジド80mgへの変更で血糖コントロールが改善した．

1）高齢者糖尿病の問題点
(1) インスリン注射ができなくなる
　症例1は握力が低下したために，また**症例2**は認知症のために，インスリン自己注射が不可能となってしまいました．いずれの症例とも，もともとの注射量が少なく，複数の経口血糖降下薬を使用していなかったことが幸いしました．しかし一日の注射量が多い，すでに複数の経口血糖降下薬を使用している場合，インスリン注射を隔日にしたり，中止したりするのは極めて困難でしょう．持効型インスリンの登場により，高齢者でも気軽にインスリン治療を選択する場面が増えています．しかしこれからは，注射ができなくなった時の対応も考えながら，インスリン治療を選択すべきと考えます．

(2) 服薬管理ができなくなる
　認知症が進行すると，経口血糖降下薬の飲み忘れ，あるいは過剰に内服することに注意が必要です．特に服薬の回数が多い症例や，服薬が食前と食後にまたがっている時に生じやすいのではないでしょうか．経口血糖降下薬の添付文書に飲み方の指定があるのは，メトグルコ®以外のビグアナイド薬（食後），αグルコシダーゼ阻害薬と速効型インスリン分泌促進薬（食直前）だけです．それ以外の薬剤は，食前または食後のいずれの処方も可能ですから，患者の病態に合った薬剤を選ぶだけでは十分でなく，用法にも注意を払う必要があります．

(3) 低血糖と認知機能障害
　第2章で述べたように，高齢者は低血糖を自覚しにくいこと，重篤な低血糖により認知症を発症しやすくなることがわかっています．高齢糖尿病の治療において，高血糖に注意することはもちろんですが，「ここよりは下げない」という意識を常に持つことが強く求められています．

2）高齢者糖尿病への対応
(1) インスリン治療の場合
　患者さんが家族と同居している場合は，まず支援が得られるかどうかを確認して下さい．家族に注射手技について説明し，可能な時は見守りで，不可能な時は代理での注射を依頼します．通院が可能な患者さんでは，持効型インスリンを週3回，来院してもらって注射する方法もあります．家族の支援も通院も難しいケースでは，私は積極的に訪問看護をお願いするようにしています．
(2) 経口血糖降下薬の場合
　第一に，可能な限り処方を単純化することから始めるのが良いでしょう．最近では，経口血糖降下薬の配合剤も使えるようになりました．もともと降圧薬の配合剤や，降圧薬と脂質異常症治療薬の配合剤が使用可能です．これらを組み合わせることで，より一層の単純化を図ることもできる時代になりました．
　第二に，前項と同じように，家族の支援が得られるかどうかを確認しましょう．訪問薬剤管理指導は，もっと活用されてよい制度だと考えています．この時に，市販のお薬箱を使って，曜日ごとに朝・昼・夕・寝る前と錠剤を仕分けておくと，残薬の確認が容易になります．また内服薬を一包化し，大きめのカレンダーに一袋ずつ貼り付けておくことで，服薬が規則正しくなったり，残薬の確認の手間が省けたりということがあります．

3）適正な血糖コントロール目標を定める

　ADA が毎年発刊している Clinical Practice Recommendations[8] は，緩やかな血糖コントロール（例：HbA$_{1c}$8％未満）を考慮する場合として，(1) 重症低血糖の既往がある，(2) 余命が限られている，(3) 進行した細小血管または大血管障害がある，(4) 重篤な疾患を併発している，(5) 糖尿病の罹病期間が長い，等の項目を挙げています．身体機能の低下や，認知症を有する高齢者は，まさしくここに掲げられた"考慮すべき状態"にあると言うべきでしょう．

　第1章で，わが国の新しい血糖コントロール目標について説明しました．無論，「年齢と合併症に応じて適切な目標を設定する」ことは以前から書いてありましたが，具体的な目標までは示されていませんでした．この改訂により，より適切な血糖コントロールが行われることを期待しています．もちろん，高齢者に高浸透圧高血糖症候群（HHS，**コラム2**参照）が起こりやすいことは知っておきましょう．下げすぎもないが，高血糖による急性合併症も起こさない，そのバランス感覚を持って治療することが，高齢者の診療では最も大切です．

コラム2. 高浸透圧高血糖症候群（HHS）

　私たちのような世代の医師には，高浸透圧非ケトン性昏睡という疾患名のほうが通じやすいかも知れません．実際にはケトーシスを伴うこともあり，糖尿病性ケトアシドーシス（DKA）との鑑別点にはなりませんが，DKAよりも脱水と高血糖の程度が強いのが特徴です．若年者にみられないわけではありませんが，一般にDKAよりも発症年齢が高いことも特徴の一つです．HHSの誘因として，感染症，手術，脱水がよく知られています．一方，高齢者は脱水をきたしやすいことも事実です．また**第3章**の症例で示したように，インスリン治療のコンプライアンスが下がった時に，すぐに高血糖をきたすことがわかると思います．今後私たち医療スタッフは，高齢者のHHSが増えることに，相当な危機感を持って準備しておく必要があるでしょう．

　さてHHSの治療の第一は，高度の脱水に対して十分な補液を行うことです．インスリンの投与は，ほとんどの書物でDKAに準じると書かれています．私はこれまで，少量のインスリンを持続静注するものと理解してきました．最新の「科学的根拠に基づく糖尿病診療ガイドライン2013」も，その立場をとっています．しかし他の書物では，最初にボーラスのインスリンを静注する方法が記載されています．この違いはどのように考えればよいのでしょうか？「糖尿病診療ガイドライン」の記載は，ADAが2009年に出したステートメントに準拠しています．そこで，このステートメントの元になった文献を紹介しておきましょう（Diabetes Care 31: 2081-2085, 2008）．

37例のDKAで入院した患者を，①体重あたり0.07単位のインスリンを静注した後，0.07単位/体重・時間で持続静注，②0.07単位/体重・時間で持続静注，③0.14単位/体重・時間で持続静注の3グループに分けました．グループ①では，治療開始5分後に血中インスリン濃度がピークに達し，その後低下して88μU/mlで一定となりました．グループ②では60-120分後にインスリン濃度が60μU/mlに，グループ③では45分後に200μU/mlに達し，それぞれ平衡状態となりました．グループ②の12例中5例で，インスリン投与量を増やす必要がありました．しかしながら結果として，血糖値，pH，HCO_3^-の改善について，3群間で差がありませんでした．

　もし体重70kgの患者さんだとすると，グループ①では5単位を静注してから5単位/時間で持続，②では5単位/時間，③では10単位/時間で持続ということになります．「糖尿病診療ガイドライン」には0.1単位/時間で開始すると記載されており，これは7単位/時間になりますが，欧米人と日本人の体格の差も考慮すべきだと思います．一つ印象的だったのは，この論文にある回復までのインスリン量のデータで，グループ①は48単位，②③は80単位を要していたことです．最初にまとまった量を静注すると，早く全身にインスリンが行き渡るということでしょうね．結論として，各施設で長年されている方法でよいと考えます．

Q. ステロイドによる高血糖の特徴など，ステロイド糖尿病の新しい知見を教えてください．

3. ステロイド糖尿病

　糖尿病の患者数が少ない時には，ステロイド使用時に血糖測定を行って，上がってくれば対応する位の余裕がありました．現在のように糖尿病患者が増えると，血糖コントロールの悪化を前提にして，対応策を考えておく必要があります．むしろステロイドによって，糖尿病が悪化する場面は大幅に増えていると考えてよいでしょう．糖尿病の教科書の多くは，ステロイド糖尿病の記載が十分でありません．最近，特に治療の面で新しい知見が得られていますので，順番に解説を行います．

1）ステロイドによる高血糖の特徴

　最近では，第2世代抗精神病薬やインターフェロン製剤も，高血糖をきたす薬剤として知っておくべきでしょう．しかし，使用頻度，対象となる疾患の多さから，何と言ってもステロイドを一番に挙げなくてはなりません．ステロイドが高血糖を惹起するメカニズムとして，グルカゴン作用の増強があることがわかっています．それでは，ステロイドによって起こる高血糖に，特徴的なパターンはあるでしょうか？
　他の薬剤と異なる特徴として，二点ほど記憶しておいて欲しいと思います．第一は，空腹時血糖値よりも，食後血糖値の上昇が顕著であるこ

とです．すなわち，朝の空腹時血糖だけを見ていたら，ステロイドの影響はわからないと考えて下さい．第二に，午前中よりも，午後から夜間にかけて血糖値が顕著に上昇することです．具体的には，夕食後の血糖値が最も高値を示し，このピークを過ぎると急速に低下することが知られています．治療においては，夕食後の血糖を下げるように工夫するわけですが，ここを下げすぎると夜間に低血糖が起きてしまいます．

最近 Burt らのグループ[9]が行った報告は，ステロイドが血糖日内変動に及ぼす影響を，誰にも理解しやすいものにしてくれました．60例のCOPD で入院した患者を，グループ1（既知の糖尿病がない13例），グループ2（既知の糖尿病がなく，ステロイド治療を受けた40例），グループ3（糖尿病があり，ステロイド治療を受けた7例）の3群に分類しました．プレドニゾロンの投与量は，グループ2が平均30mg/日，グループ3が平均26mg/日でした．当然ですが，グループ3のHbA$_{1c}$（NGSP）のみ平均7.9%と高値を示しています．やや不思議に感じたのは，グループ3のBMIが33.5kg/m2と他の二つのグループより高かったことでした．全ての症例が，入院中に持続血糖モニタリング（CGM）で血糖日内変動を調べています．

CGM の結果を**図4-6**に示しています．24時から12時の平均血糖値は，グループ3が142mg/dlを示し，他の2グループよりも高値を呈していました．次に12時から24時の平均血糖値は，グループ1の117mg/dlに対し，グループ2が142mg/dl，グループ3はさらに高値を示し189mg/dlでした．各食後の血糖値とも，グループ3は最も高値ですが，中でも夕食後の17時30分から19時30分の平均血糖値で顕著な差がみられました（グループ1 = 123mg/dl，グループ2 = 148mg/dl，グループ3 = 216mg/dl）．ピークの血糖値が200mg/dl以上であったのは，グループ1でも8%ありましたが，グループ2では53%にも達したことに注目すべきです．もちろん，糖尿病のある人へのステロイド治療に注意が必要なことは，言うまでもありません．

図4-6. ステロイド投与と血糖日内変動

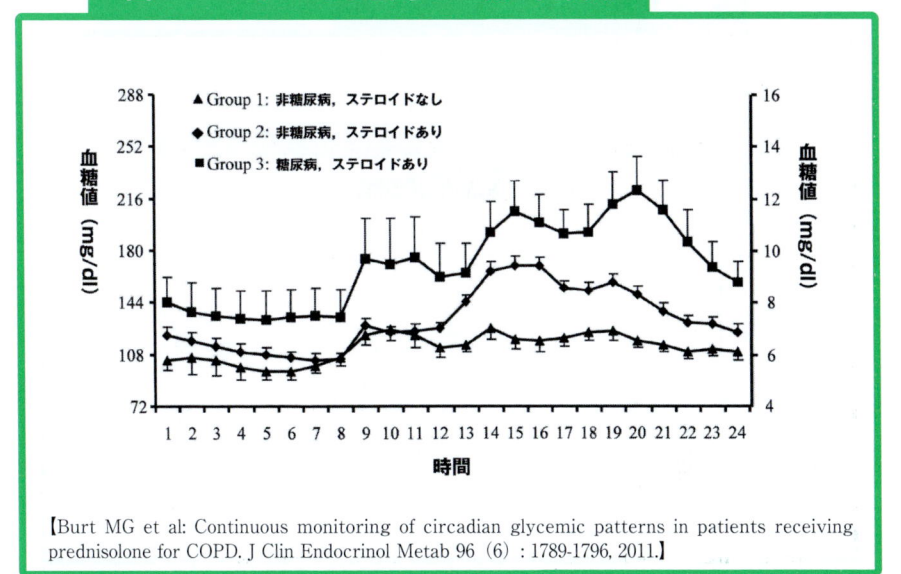

グラフ凡例：
- Group 1: 非糖尿病，ステロイドなし
- Group 2: 非糖尿病，ステロイドあり
- Group 3: 糖尿病，ステロイドあり

【Burt MG et al: Continuous monitoring of circadian glycemic patterns in patients receiving prednisolone for COPD. J Clin Endocrinol Metab 96（6）：1789-1796, 2011.】

Point ピークの血糖値が200mg/dl以上であったのは，グループ1でも8%あったが，グループ2では53%にも達した．

2）ステロイド糖尿病の治療

　具体的な治療の説明に入る前に，ステロイドによる糖尿病悪化の症例を提示してみましょう（**図4-7**）．55歳の女性で，6年前から糖尿病の治療を行っています．グリメピリドとボグリボースによって，HbA$_{1c}$（NGSP）は6%台と良好な状態を維持していました．9月中旬に発熱，咽頭痛に続いて，前頸部の痛みが出現しました．特徴的な甲状腺エコーの所見から，亜急性甲状腺炎と考えました．採血の結果も，甲状腺ホルモンとサイログロブリンの上昇があり，甲状腺自己抗体は陰性でした．ただちにプレドニゾロン20mg/日で治療を開始しました．多くの教科書には，30mg/日以上が初期投与量になっているので，糖尿病があることを考慮して少なめの量にしたのだと思います．

図 4-7. 症例（55歳 女性）

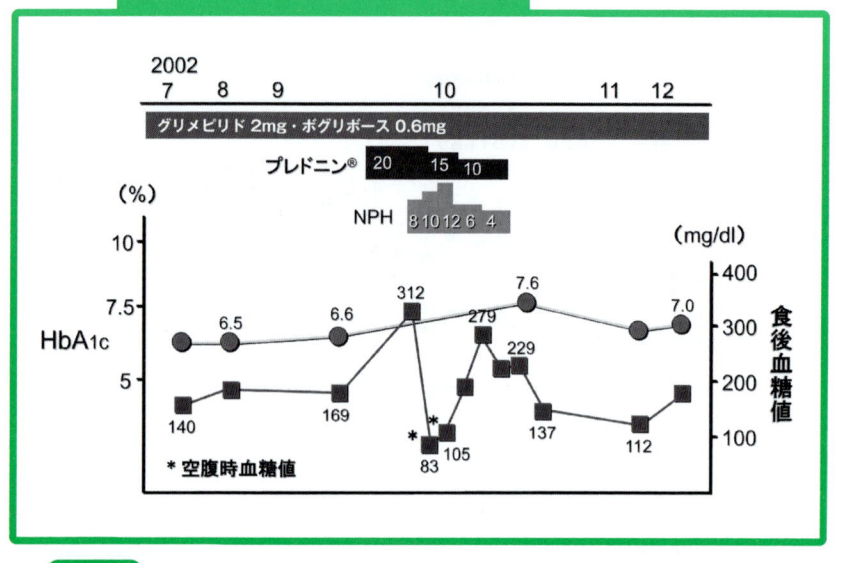

Point ステロイドによる糖尿病悪化の症例.

　正直なところ，このくらい血糖コントロールが良ければ，短期間のステロイド投与は乗り切れると予想していました．しかし投与開始2週後の検査で，食後血糖が312mg/dlに上昇したため，治療の変更を余儀なくされました．患者さんに自己注射を勧めたのですが，短期間なら通院すると言われ，NPHインスリンを経口血糖降下薬に併用しました．夕食前に注射するのが理想ですが，通院の都合で原則昼食前の投与としました．幸いに亜急性甲状腺炎の経過もよく，10mg，5mgと減量を行うことができました．インスリンもそれに合わせて6単位，4単位と減量し，約2週間で併用治療を終了しました．それでもHbA1c(NGSP)は7.6%と，1か月で1%上昇しました．もう一つ注目して欲しいのは，たまたま2日ほど患者さんが朝空腹時に来院しています（図中の＊印）．その時は血糖値が100以下で，食後血糖値との違いが理解していただけると思います．

(1) 食後高血糖改善薬

　ステロイドによる高血糖の程度が軽ければ，このタイプのお薬を夕食前に投与するだけで対応することができます．必要に応じて昼食前の投与を追加しますが，朝の処方は基本的に必要ありません．グリニド系薬のほうが，α-グルコシダーゼ阻害薬より作用は強力です．グリニド系薬の中では，レパグリニドの作用が最も強いと考えられます．両者の配合剤であるグルベス®も，ほぼ同等の効果を有しています．

(2) インスリン抵抗性改善薬

　ステロイドによる高血糖の一因として，インスリン抵抗性の増強が挙げられています．したがって，この系統の薬剤による治療は，病態に沿ったものと言うことができるでしょう．しかし実際には，メトホルミンにせよ，ピオグリタゾンにせよ，単独で高血糖が十分コントロールできるとは思えません．あくまで補助的な使い方になると考えておいたほうがよいでしょう．

(3) インスリン

　そもそもステロイド治療は，インスリンの相対的適応とされています．ステロイドによる高血糖に対して，インスリンは注射した量に応じて確実に血糖値を低下させます．また超速効型（速効型），あるいは二相性（混合型）インスリンを，状況に応じて使い分けることができます．前述の症例では，残念ながら自己注射の同意が得られませんでしたが，最も間違いのない治療法と言ってよいと思います．

　実際の使い方を説明しましょう．食後高血糖に対しては，超速効型インスリンを毎食前注射するのが一般的です．速効型でも構いませんが，超速効型は食直前に注射しても迅速な効果が得られるので，使い勝手で後者を選択します．注射の量については朝を少なめ，昼と夕を多めに設定します．ステロイドの投与量で，単位数を決める方法も書いてありますが，個人差が大きいので，血糖自己測定を併用して下さい．朝の空腹時血糖値も高い時は，持効型インスリンの併用も必要になります．症例で示した1回注射は，自己注射ができない時に使う方法で，一般的な治療法ではないことに留意して下さい．

3）インクレチン関連薬

　ここから述べる内容が，ステロイド糖尿病の治療における新しい知見の部分です．インクレチン関連薬の作用機序の中で，グルカゴン分泌の抑制は，他の糖尿病治療薬にない大きな特徴と言えるでしょう．ステロイドによる高血糖の主な原因が，グルカゴン作用の増強であるならば，この系統の薬を選択することは最も理にかなった治療になります．血糖降下作用の強さの面からは，経口薬よりも注射薬のほうに効果が期待できます．ここでは，注射薬のGLP-1受容体作動薬に関する論文を一つ紹介しておきましょう（**図4-8**）．

　ヨーロッパからの報告[10]で，8名の健常者を対象に80mgのプレドニゾロンを内服させ，GLP-1受容体作動薬であるエキセナチドを静注して，その効果を検討したものです．食事負荷の後，血糖，インスリン，Cペプチド，グルカゴンを継時的に測定しました．食後30分の血糖値がステロイド投与で顕著に上昇しましたが，エキセナチドにより顕著に抑制されました．少し驚くのは，食事負荷後のインスリンもCペプチドも，エキセナチド投与により抑制されていたことです．しかしこれだけであれば，高血糖を改善させる効果の説明が不十分と感じることでしょう．そこにやはりと言うべきか，エキセナチドによるグルカゴンの分泌抑制が大きく関与していました．ステロイド投与により，増加した食事負荷後のグルカゴン分泌が，エキセナチドにより見事に抑制されています．

　もちろん，エキセナチドは通常は皮下注で使われる薬剤です．対象が健常者であることも考慮すべきかも知れません．しかし，ステロイド糖尿病の治療の選択肢として，今後の応用が大いに期待される成績と言ってよいでしょう．糖尿病とがんのところでも述べたように，薬剤そのものの使用経験が短いことには注意しておく必要があります．

図 4-8. グルカゴン分泌の推移

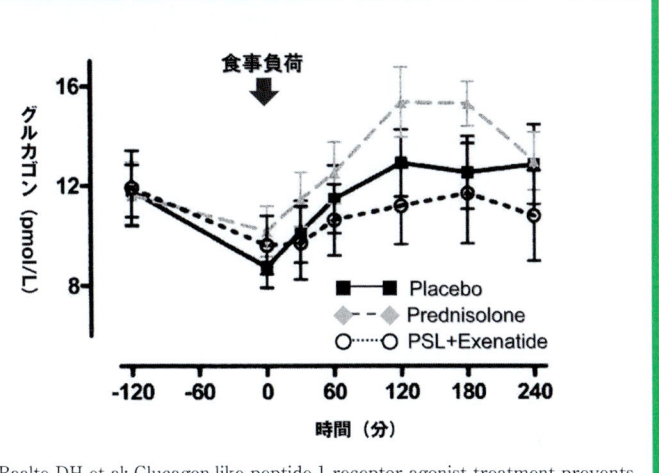

【Van Raalte DH et al: Glucagon-like peptide-1 receptor agonist treatment prevents glucocorticoid-induced glucose intolerance and islet-cell dysfunction in humans. Diabetes Care 34 (2): 412-417, 2011.】

Point ステロイド投与により，増加した食事負荷後のグルカゴン分泌が，エキセナチドにより見事に抑制されている．

【参考文献】

1) 清野裕ほか：糖尿病の分類と診断基準に関する委員会報告．糖尿病 53 (6)：450-467, 2010.

2) Lee AJ et al: Gestational diabetes mellitus: clinical predictors and long-term risk of developing type 2 diabetes. Diabetes Care 30 (4): 878-883, 2007.
(15 年後に糖尿病を発症する確率は，GDM 群で 25.8％と高率であるが，対照群では 5 年後までゼロ，15 年後でも 3.9％と大きな差が認められた)

3) IADPSG consensus panel: International Association of Diabetes and Pregnancy Study Groups recommendations of the diagnosis and classification of hyperglycemia in pregnancy. Diabetes Care 33 (3): 676-682, 2010.
(文献 4) のデータを元に，新しい GDM の診断基準を提唱している．文献 4) と異なり，集団の平均血糖値におけるオッズ比を 1 として検討を行っていることに注意が必要である)

4) The HAPO study cooperative research groups: Hyperglycemia and adverse pregnancy outcomes. N Engl J Med 358 (19) : 1991-2002, 2008.
(この文献では，血糖値を7カテゴリーに分け，最も低いカテゴリーのオッズ比を1としたデータを示している)

5) Crowther CA et al: Effect of treatment of gestational diabetes mellitus on pregnancy outcomes. N Engl J Med 352 (24) : 2477-2486, 2005.
(論文の内容は本文中で詳しく解説している)

6) Shimizu I et al: Clinical and immunologic characteristics of fulminant type 1 diabetes associated with pregnancy. J Clin Endocrinol Metab 91 (2) : 471-476, 2006.
(論文の内容は本文中で詳しく解説している．本文では触れていないが，妊娠に関連した劇症1型糖尿病では，遺伝的な背景が異なる可能性も示唆している)

7) 吉岡成人：高齢化社会における糖尿病の診療 - その大きな課題 -. Online DITN 425 (8) : 1-2, 2013.
(NTT東日本札幌病院では，外来糖尿病患者の平均年齢が65歳を超え，80歳以上の患者が10.5％を占めている．今後の高齢者糖尿病診療の問題点を明確に示している)

8) American Diabetes Association: Standards of medical care in diabetes-2013. Diabetes Care 36: S11-S66, 2013.

9) Burt MG et al: Continuous monitoring of circadian glycemic patterns in patients receiving prednisolone for COPD. J Clin Endocrinol Metab 96 (6) : 1789-1796, 2011.
(近年の糖尿病診療の進歩の一つは，CGMが入院患者で広く応用されるようになったことであろう．この文献は，ステロイドによる高血糖が起こりやすい時間帯を明らかにしているが，これまで私たちが感覚的に理解していたことを，CGMは客観的な事実として示している)

10) Van Raalte DH et al: Glucagon-like peptide-1 receptor agonist treatment prevents glucocorticoid-induced glucose intolerance and islet-cell dysfunction in humans. Diabetes Care 34 (2) : 412-417, 2011
(論文の内容は本文中で詳しく解説している)

# 第5章
その他の療養指導

　療養指導において非常に重要であるのに，意外と教科書に記載されていない項目がたくさんあります．ここではそれらの中から，低血糖，手術，喫煙とアルコール等について解説を行います．

Q. 糖尿病患者の低血糖の特徴と対処方法について説明して下さい．

1．低血糖への対処方法

　低血糖については，**第2章**の高齢者糖尿病のところで，認知症との関連について述べました．また前著「Generalist Masters ⑥糖尿病診療に自信がつく本」（カイ書林，2011年）の中では，交通事故の原因の一つとして解説を行っています．ここではそれらと視点を変えて，まず糖尿病患者の低血糖の特徴について説明します．それを理解した上で，低血糖を防ぐ方策について，みんなで考えてみることにしましょう．

1）低血糖症状を分類する

　通常の状態では，血糖値が60mg/dlより下回ると，まず交感神経系の刺激症状が出現します．代表的なものは，手の震え（振戦），動悸，冷や汗（発汗）等です．ここで自然に回復するものもあれば，何らかの処置を必要とするものもあります．さらに血糖値が低下し，40mg/dl台に達すると，中枢神経系の低血糖症状が現れます．空腹感のような軽めの症状から，思考力・判断力の低下，さらには行動の異常や大脳の局所徴候が出現し，麻痺や不随意運動を起こすこともあります．頭痛，嘔気といった症状も，わりとよく目にするので覚えておくとよいでしょう．中枢神経系の症状は，すぐ後に不可逆的な脳障害が待ち受ける，極めて危険な状態です．その前の交感神経症状が，warning signと呼ばれる理由がよくわかると思います．

2）糖尿病患者の低血糖の特徴

　糖尿病の患者さんでは，インスリン分泌あるいは作用の障害があることが知られています．肥満があればインスリン分泌は少なくないこともありますが，必要量に達していないという点では，相対的な分泌障害があると言ってよいでしょう．しかし低血糖については，同じ膵ランゲルハンス島から分泌されるグルカゴンが重要な働きをしています．それでは，糖尿病患者におけるグルカゴン分泌はどうなっているのでしょうか．

　少し古いデータになりますが，Nonakaら[1]がたいへん重要な報告をしていますので紹介しましょう．彼らは1型糖尿病9例，2型糖尿病20例を対象とし，0.5g/kgのグルコースを静注後のCペプチドを測定しました．30分後に，0.2-0.4単位/kgの速効型インスリンを静注し，低血糖

図 5-1. 糖尿病におけるグルカゴン分泌異常

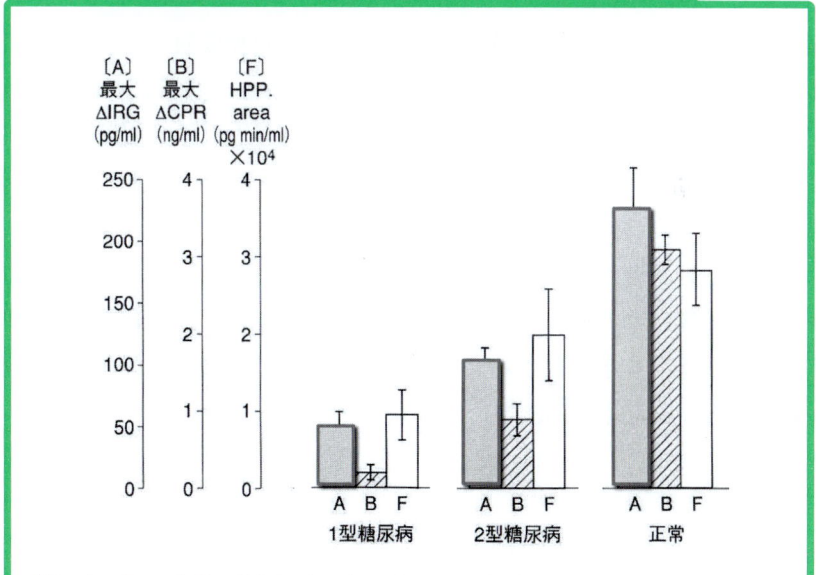

【Nonaka K et al: Parallel dysfunction of pancreatic A, B and PP cells in insulin dependent diabetes. Endocrinol Japon 27（Suppl 1）: 127-133, 1980.】

Point 対照者と比較して，1型糖尿病だけではなく，2型糖尿病でもグルカゴンの反応が障害されていることがわかる．

状態のグルカゴンを測定しています．グルコース静注時に，全対象者の平均血糖値は141mg/dlから391mg/dlまで上昇しました．インスリン静注90分後には，平均43mg/dlまで低下しています．**図5-1**はAがグルカゴン，BがCペプチドの最大変化量を示しています．Cペプチド，すなわちB細胞からのインスリン分泌は，2型糖尿病であっても相当に障害されていますね．しかし，ここではグルカゴンのほうに注目して下さい．対照者と比較して，1型糖尿病だけではなく，2型糖尿病でもグルカゴンの反応が障害されていることがわかります．

次に香野ら[2]の検討成績について説明します．26例の糖尿病患者を対象に，インスリンとグルコースを連続で注入し，人為的に低血糖とした時の血糖と各種ホルモンを測定しました．交感神経，中枢神経症状をそれぞれ5項目選び，それぞれを点数化して評価しました．エピネフリンの分泌開始から，血糖値が約5mg/dl低下したところで交感神経症状が出現したため，エピネフリン分泌開始血糖値を低血糖閾値としています．**図5-2**に示すように，糖尿病の病型によって低血糖閾値に差はありませんでしたが，低血糖の既往のある症例は閾値が有意に低下していました．図中の灰色のエリアは，健常者の低血糖閾値（平均±標準偏差）を示しています．もう一つ注目すべき点は，26例中16例で，低血糖に伴うグルカゴンの反応が消失していたことです．

以上二つの報告から，(1) 糖尿病患者では，低血糖に対するグルカゴン分泌が障害されており，(2) 低血糖を起こすことで，自覚症状の出現する閾値が低下することがわかりました．それでは次に，低血糖にどう対処すべきかを考えてみます．

図 5-2. 低血糖の有無とエピネフリン分泌閾値

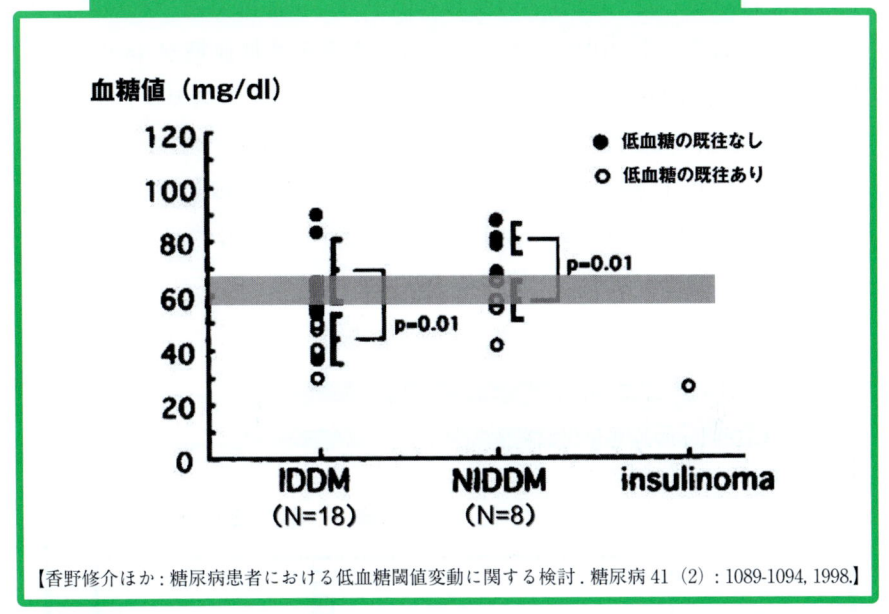

血糖値（mg/dl）

● 低血糖の既往なし
○ 低血糖の既往あり

IDDM (N=18)　　NIDDM (N=8)　　insulinoma

p=0.01

【香野修介ほか：糖尿病患者における低血糖閾値変動に関する検討．糖尿病 41（2）：1089-1094, 1998】

Point 糖尿病の病型によって低血糖閾値に差はなかったが，低血糖の既往のある症例は閾値が有意に低下していた．

3）低血糖にどのように対応するか？

　私たちは，これまで糖尿病のインスリン分泌障害のほうに目を向けてきました．これからは，グルカゴンの分泌障害にも注目する必要があります．糖尿病の人は，低血糖の防御機構の働きが弱いことを知って治療にあたらなければなりません．この度の血糖コントロール目標の改訂では，患者さんごとに目標を定める必要性を強調していることを説明しました（**第1章**）．厳しいコントロールを目指すあまり，低血糖を繰り返すと，さらに重篤な低血糖につながる可能性も知っておかなければなりません．それでは，これらを踏まえた薬物療法のあり方を考えるために，重要な論文を一つ紹介してみます．

Haneda[3]らは，1年半の間に低血糖で救急外来を受診した症例について検討を行いました．6276名の受診者の中で，重症低血糖で意識障害をきたしたのは57例（0.9％）です．このうち薬剤性低血糖が48例あり，70歳以上の患者が6割を占めていました．25例はインスリン，23例はSU薬が低血糖の原因となっていました．この48例中，クレアチニンが測定されていた34例について，腎機能（eGFR）と年齢をプロットしたのが図5-3です．年齢が70歳より下で，eGFRが比較的良い左上の部分（点線）には，インスリン治療による低血糖が多く含まれていました．

図5-3. 薬剤性低血糖と年齢・腎機能

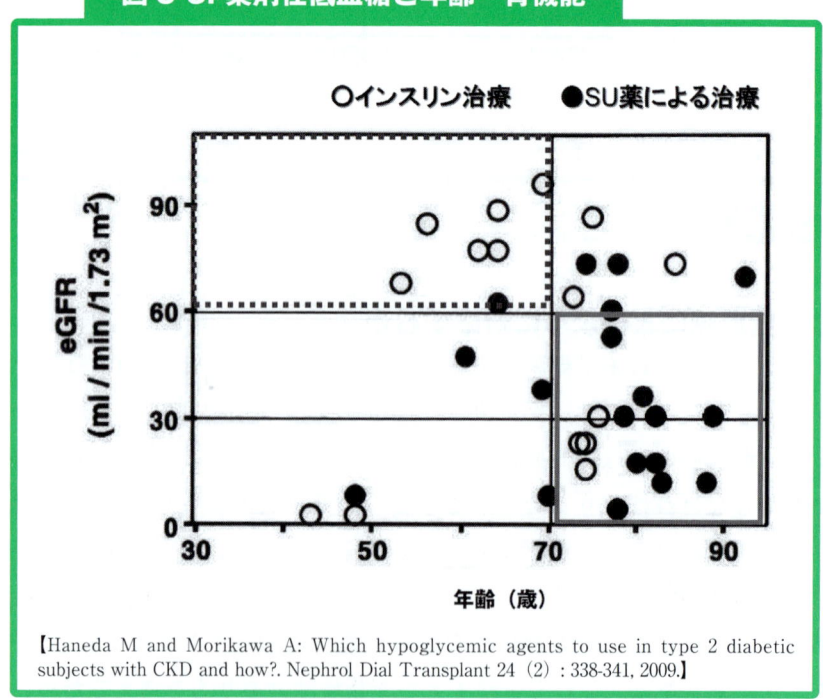

【Haneda M and Morikawa A: Which hypoglycemic agents to use in type 2 diabetic subjects with CKD and how?. Nephrol Dial Transplant 24（2）: 338-341, 2009.】

Point 高齢で腎機能が低下している時には，SU薬を注意深く使用しなければいけない．

一方右下の，年齢が 70 歳を超え eGFR が 60 以下となる部分（実線）には，SU 薬による低血糖が多く集まっています．このことから，高齢で腎機能が低下している時には，SU 薬を注意深く使用しなければいけないことがわかりますね．

　私は最近，SU 薬を使わないことが，スマートな治療と思われているように感じます．確かに DPP-4 阻害薬は優れたお薬で，治療の流れを変えつつあることは確かでしょう．しかし長年の使用経験，確実な効果があり，低価格であることは，新しいお薬に決して真似のできない大きなメリットと言えます．SU 薬については，最少量から開始し，可能な限り少ない量で使うことを心がけましょう．もう一つ重要な点は，年齢を考慮した血糖コントロール目標を定めるということです．一時期頻発した SU 薬とシタグリプチン併用による重篤な低血糖の中に，SU 薬で十分コントロールされた高齢者に，シタグリプチンを追加したケースがかなり含まれています．

　もう一つ，低血糖を起こる時間や重症度で分類し，QOL との関係をみた石井（均）先生のデータを紹介しておきます[4]（**図 5-4**）．まずどんなものであれ，低血糖があれば，QOL が有意に低下することに注目して下さい．そして，睡眠中の低血糖も大きく QOL を下げていますが，最も影響があったのは重症低血糖でした．糖尿病の合併症を防ぐために，目の前の血糖値と目標の差が大きいほど，私たちは強めの治療を選択せざるを得なくなります．確かに糖尿病の治療はこの数年進歩しましたが，低血糖を起こさない治療にはまだ至っていません．低血糖が起きた時は，その原因を患者さんと一緒になって考えるのが解決の近道である，ということをまとめにしてこの話を終わりたいと思います．

図 5-4. 低血糖と QOL の関係

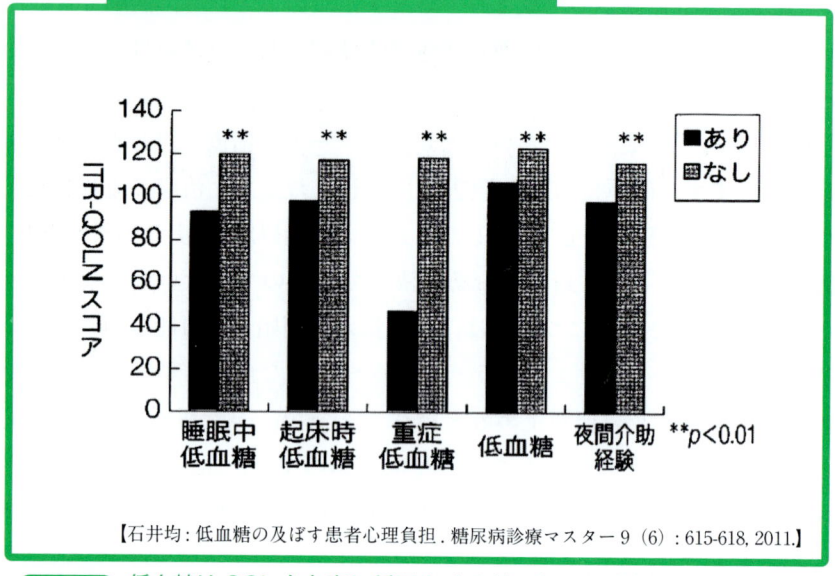

【石井均：低血糖の及ぼす患者心理負担. 糖尿病診療マスター 9（6）：615-618, 2011.】

Point 低血糖は QOL を有意に低下させるが，中でも重症低血糖が QOL を大きく低下させることがわかる．

第 5 章　その他の療養指導

Q.「血糖値が高いので手術はできない」ということをよく聞きますが，周術期の望ましい血糖コントロールについて教えて下さい．

2. 糖尿病と手術

　糖尿病患者に手術が必要な場面は数多くありますが，外科系の医師から「血糖値が高いので手術はできない」と言われることもしばしば経験します．このような発言の理由として，創傷の治癒が遷延しやすい，術後の感染症が起こりやすいことなどが挙げられます．また，手術自体が身体にストレスを加えるので，血糖値が上昇することも敬遠される理由の一つでしょう．最近術中，術後の血糖コントロールの考え方は，新しい研究成果によって，最も変化した分野と言うことができます．そこで術前，術中，術後に分け，それぞれの望ましい血糖コントロールについて解説を行います．

1）術前の血糖コントロール

　手術前の血糖値がよいほど，安心して手術に臨めると考えることに異論のある人はいないでしょう．最近の参考書には，術前コントロールの指標として①空腹時血糖 100～140mg/dl，②食後血糖 200mg/dl 以下，③尿ケトン体陰性が記載されていることが多いようです．私も妥当な指標だと思いますが，実際の現場では HbA_{1c} を重視することが多くないでしょうか？ HbA_{1c} は過去 1～2 か月の平均血糖の指標であり，現在の血

107

糖値を示すものではありません．より大切な指標は，手術を受ける際の血糖値です．悪くともHbA_{1c}が7％台，あるいは前半になってとよく聞くのですが，適切な手術のタイミングを見失ってはいけません．少なくとも私はこれまで，HbA_{1c}を7％台にすると手術の結果がよいという明確な根拠を見たことがないのです．

　血糖コントロールの方法としては，インスリン治療を基本とします．食事療法のみでコントロールが良好な時は，そのまま手術を依頼することが可能です．このような患者でも，術中・術後の血糖値の推移には注意が必要です．経口血糖降下薬で良好にコントロールされている場合は，小手術であれば可能と判断します．この二つのケース以外では，手術の規模に関わらず原則インスリン治療と考えて下さい．自施設でのインスリン治療は難しいが，術前コントロールが必要であれば，インスリン導入を含めた早めの入院を依頼します．病院と診療所，そして病院内の連携が，手術までの期間をより効率的にすると言えるでしょう．

2）術中の血糖コントロール

　手術中の血糖コントロールについては，Gandhiら[5]の文献を紹介するのが最もわかりやすいでしょう．心臓手術の際に厳格な血糖コントロールを行うことが，30日以内の死亡，感染等にどう影響するかを調べた論文です．強化療法群（185例）では速効型インスリンの持続静注を行って，血糖値が80から100mg/dlの間になるように調節を行いました．一方通常療法群（186例）では血糖値が200mg/dlまでは処置をせず，200mg/dl以上で速効型インスリン4単位を静注，250mg/dlを超えると持続静注に移行し，150mg/dl以下になるまで継続しています．どちらの治療に割り付けるかはランダムに決定され，二つの群の背景因子に差はありませんでした．それぞれの群に，約2割の糖尿病患者が含まれていました．

第 5 章　その他の療養指導

　図 5-5 は術前から術後に至る二群の血糖値の推移を示しています．術中の低血糖（60mg/dl 未満）は，各群に 1 例ずつ認められたのみでした．術後には全例が ICU 管理となり，強化療法と同様の厳格な血糖管理を行っています．術後に生じたイベントの総数は強化治療 82 例，通常療法 86 例で，差を認めませんでした．しかし死亡は強化療法で 4 例に対し，通常療法では 1 例もみられませんでした．脳卒中の発生は 8 例と 1 例であり，強化療法群が有意に多いという結果になりました（p=0.02）．糖尿病患者だけを抽出して検討しても，厳格な血糖コントロールの有用性は確認できませんでした．

図 5-5. 手術中の平均血糖レベルの推移

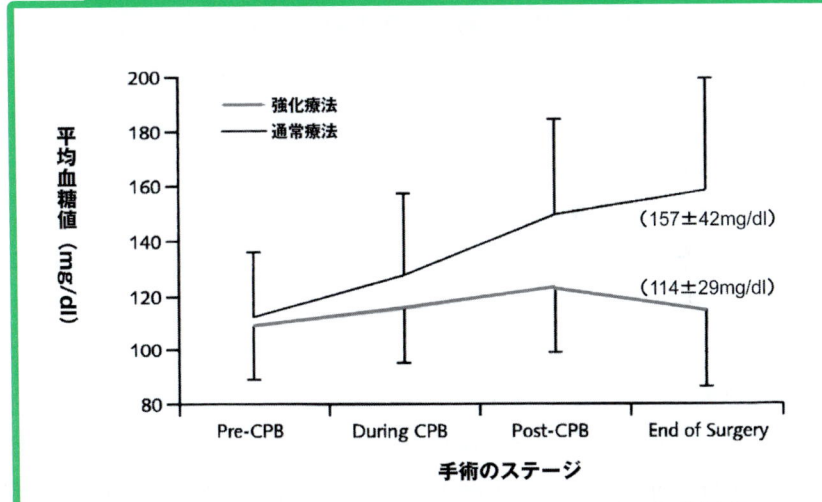

(157±42mg/dl)
(114±29mg/dl)

強化療法はインスリン持続注入，通常療法は 200mg/dl まで経過観察．

【Gandhi GY et al: Intensive intraoperative insulin therapy versus conventional glucose management during cardiac surgery. Ann Intern Med 146（4）: 233-242, 2007.】

Point　手術開始から終了までの平均血糖値は，強化療法群が通常療法群よりも良好であった．

このデータをどのように解釈すればよいでしょうか？私は厳格にコントロールするのが悪いと結論づけるより，手術中に多少高めでも問題がないとする方が良いと考えます．手術が終わって，ICUに入室する時の血糖値は，強化療法で114mg/dl，通常療法で157mg/dlでした．この研究では，手術中低血糖の起きないよう注意深くチェックをしています．実際の現場では，人手のこともあって，ここまで細かく経過をみることはできないかも知れません．低血糖を避けるためにも，手術中の血糖値はやや高めに設定するのが妥当ではないでしょうか．なお術中血糖コントロールの方法として，調節のしやすさから，インスリン持続静注がベストであることは言うまでもありません．

3）術後の血糖コントロール

　私たちは，どうしても既成の概念に囚われてしまいがちです．例えば糖尿病の領域であれば，血糖値が低い方が高いより良いはずという考えです．術後の血糖コントロールについては，Van den Bergheらが2001年に報告した論文（N Engl J Med 3455: 1359）が元となり，低めにコントロールすることが良いと考えられてきました．ここで紹介するNICE-SUGAR研究[6]は，そのような既成の概念と異なる結論ですが，現在はむしろこちらが妥当と考えられるに至っています．

　NICE-SUGAR研究は6104名という多数を対象とし，ランダムに強化療法と通常療法へ割り振り付けました．各群に約20%の糖尿病患者を含んでいます．血糖コントロールはインスリン持続静注により，強化療法群は平均115mg/dl（設定81〜108mg/dl）に，通常療法群は平均144mg/dl（設定180mg/dl以下）に維持されました．ICU入室後90日間の死亡などを指標として，どちらの治療が好ましいかを検討しました．**図5-6**に示すように，強化療法で829名（27.5%），通常療法では751名（24.9%）が死亡しました（p=0.02）．40mg/dl以下の低血糖は強化群で206例（6.8%）に認めましたが，通常群では15例（0.5%）に止まりました（p<0.001）．

図 5-6. ICU 入室後の生存確率の推移

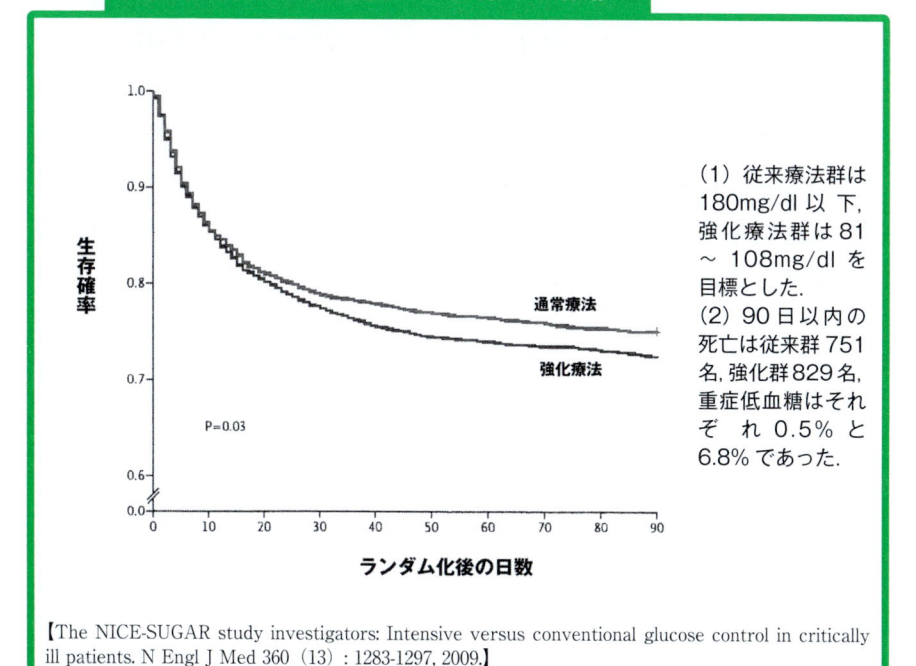

（1）従来療法群は180mg/dl 以下，強化療法群は81〜108mg/dl を目標とした．
（2）90日以内の死亡は従来群751名，強化群829名，重症低血糖はそれぞれ 0.5% と 6.8% であった．

【The NICE-SUGAR study investigators: Intensive versus conventional glucose control in critically ill patients. N Engl J Med 360（13）: 1283-1297, 2009.】

Point NICE-SUGAR 研究の成績が元になって，最近では糖尿病患者の術後血糖管理に強化療法は推奨されなくなった．

　何故ここでは，従来の研究と異なる結果が出たのでしょうか？ Van den Berghe らの2001年の報告は，手術例を対象としています．血糖コントロールの目標は NICE-SUGAR 研究と同レベルとしており，実際強化群は平均103mg/dl，通常群は153mg/dl に維持されていました．40mg/dl 以下の低血糖も39例，6例と，強化療法群に多数認めたことも同様で，頻度もほとんど同じでした．しかし死亡は強化療法が4.6%に対し，通常療法では8.0%と高率でした．それでは研究の対象者の違いでしょうか？ NICE-SUGAR 研究は手術例が3分の1程度ですが，サブグループ解析も行っており，むしろ手術例で従来療法が好ましい結果になっています．

ここで糖尿病患者の含まれる割合をみると，約13％とNICE-SUGAR研究よりも少なくなっていました．そこでもう一度 Van den Berghe らの成績に戻ると，糖尿病の既往のない場合に強化療法の効果が強くみられています．逆の言い方をすれば，糖尿病患者の術後血糖管理に，強化療法を選択すべきでないということになります．最近では，術後の血糖コントロール目標を140〜180mg/dlとするのが一般的になっています．糖尿病患者以外の管理目標については，詳細に解説した論文がありますので，是非そちらを参照して下さい[7]．

Q. タバコとアルコールについて，患者さんからよく質問を受けます．どのように答えたらよいでしょうか？

3. 糖尿病治療とタバコ・アルコール

　皆さんは，糖尿病の患者さんに療養指導を行う時，タバコとアルコールについてどのように話をされますか？タバコについては，少なくとも良い影響はなさそうだ，と考えて説明しても構わないと思います．しかしアルコールについてはどうでしょうか？例えば食品交換表には，「治療や合併症の予防上悪影響があるので，できるだけ禁酒することが望ましい」と書かれています．果たしてその根拠はどこにあるのでしょうか？タバコも含め今一度勉強しておくのは，十分な価値があることでしょう．

1）喫煙の及ぼす影響

　糖尿病の有無に関わらず，喫煙は発がんや心血管疾患発症のリスクを高めます．さらに糖尿病患者では，これらの疾患に罹患するリスクが元々高いのですから，禁煙がより推奨されることには妥当性があります．ここでは，糖尿病の細小血管障害に与える影響についてもみておきましょう．また禁煙により，体重が増加しやすいことはよく知られていますが，禁煙の効果とどちらが大きいのか調べてみましょう．

(1) 喫煙と細小血管障害

　それではまず，喫煙が腎機能に及ぼす影響から解説を始めます．Orthら[8]185例の糖尿病患者の腎機能を3年以上フォローしました（中央値は5.1年）．対象患者には1型，2型糖尿病を両方含み，喫煙者が44例，非喫煙者が141例でした．また顕性蛋白尿は喫煙者38例，非喫煙者102例にみられました．両群とも6割以上の患者で血圧が140/90mmHgを超えており，ACE阻害薬が前者で32%，後者で43%に使われていました．腎機能の指標として，MDRD式により算出したGFRを用いました．なお事前のスクリーニングで，禁煙した人とGFRが60ml/分未満の人は対象から除外しています．

　まず追跡期間中の収縮期血圧については，喫煙者で8mmHg降下し，非喫煙者の6mmHgより有意に下がっていました．HbA_{1c}は追跡開始時に両群で差を認めず，終了時にも有意な変化はありませんでした．肝心のGFRですが，喫煙者では開始時95ml/分，終了時83ml/分と有意に低下しました．一方非喫煙者では，追跡期間中に107ml/分から106ml/分と，有意な変化を認めませんでした（**図5-7**）．喫煙がGFRの低下に与える影響は，糖尿病の病型では1型，性別では男性に強く認められました．少なくとも腎症に関しては，禁煙を勧める十分な根拠があると言ってよさそうです．

(2) 禁煙による体重増加は有害か？

　禁煙を勧めるのだが，体重が増えることを理由に受け入れない患者さんも多いですね．禁煙すると食欲が増して体重が増えやすい，しかし確実に体重増加を防ぐ方法もない，肥満が大血管障害に影響することもわかっている，だから強く禁煙を勧めるのに躊躇してしまう，このようなジレンマに陥っているのではないでしょうか？ここで紹介する論文は，有名なFramingham研究から派生したもの[9]で，私たちの禁煙指導を後押しする内容です．

図 5-7. 喫煙が腎機能に及ぼす影響

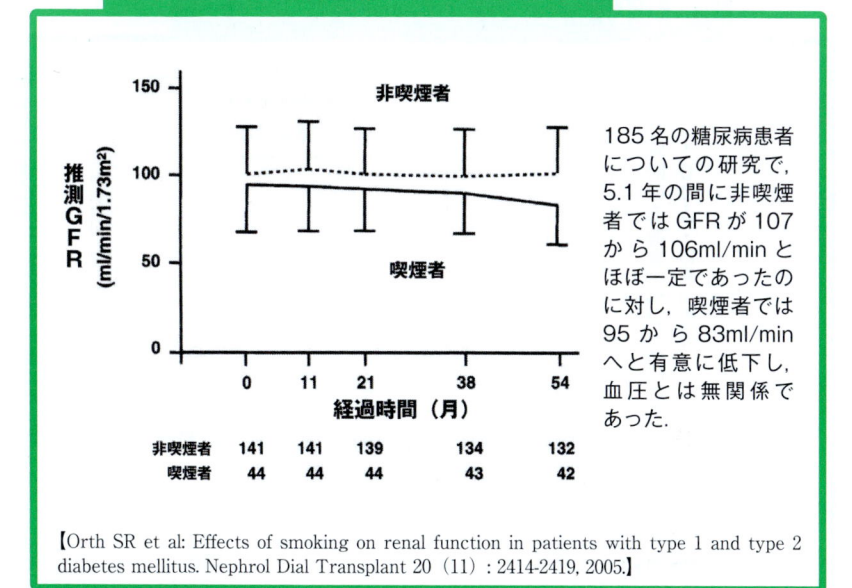

185名の糖尿病患者についての研究で，5.1年の間に非喫煙者ではGFRが107から106ml/minとほぼ一定であったのに対し，喫煙者では95から83ml/minへと有意に低下し，血圧とは無関係であった．

経過時間（月）	0	11	21	38	54
非喫煙者	141	141	139	134	132
喫煙者	44	44	44	43	42

【Orth SR et al: Effects of smoking on renal function in patients with type 1 and type 2 diabetes mellitus. Nephrol Dial Transplant 20 (11) : 2414-2419, 2005.】

Point 非喫煙者に対し，喫煙者では血圧と無関係に有意なGFRの低下が認められた．

　Framingham研究の対象者の子供，その配偶者5124例を登録し，4〜6年ごとに検査を行ってきました．ここで対象としているのは，3251例の心血管疾患のない人たちです．喫煙の状況により，喫煙者，4年以下の禁煙者，4年を超える禁煙者，非喫煙者の4群に分類しました．さらにそれぞれを糖尿病とそれ以外に分け，4年間の体重変化と心血管疾患発症の関係をみています．体重の変化は，4年以下の禁煙で糖尿病のない人が2.7kg，糖尿病のある人が3.8kgと，他のグループより有意に増加していました．糖尿病のない人で心血管疾患（6年間，単位は100人・検査あたり）の発生率をみると，喫煙者5.9，4年以下の禁煙者3.2，4年を超える禁煙者3.1，非喫煙者2.4となっていました（性・年齢を調整後）．

115

図 5-8. 禁煙後の体重増加と心血管疾患

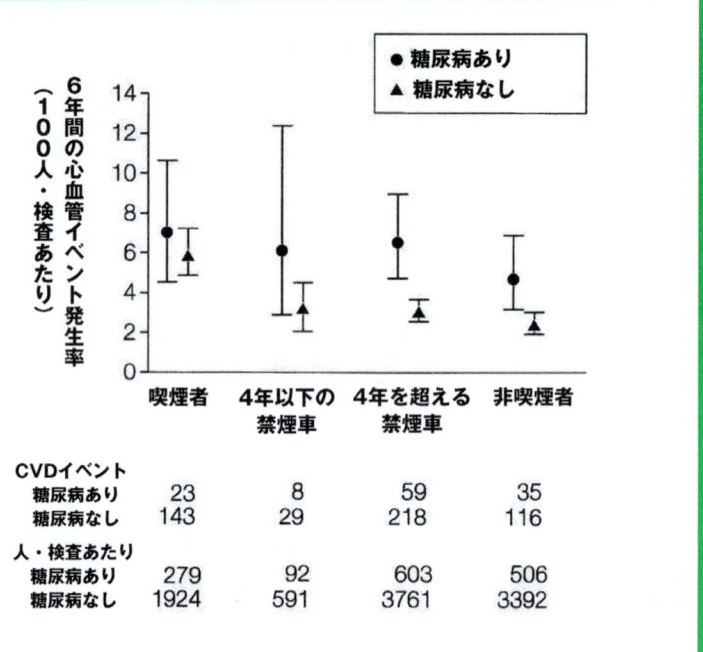

	喫煙者	4年以下の禁煙車	4年を超える禁煙車	非喫煙者
CVDイベント				
糖尿病あり	23	8	59	35
糖尿病なし	143	29	218	116
人・検査あたり				
糖尿病あり	279	92	603	506
糖尿病なし	1924	591	3761	3392

【Clair C et al: Association of smoking cessation and weight change with cardiovascular disease among adults with and without diabetes. JAMA 309 (10): 1014-1021, 2013.】

> **Point** 禁煙は自信を持って勧めてよいが，食事や運動のアドバイスも忘れないようにしたい．

　統計学的にも，4つに分類したカテゴリー間で，喫煙と心血管疾患に有意な関連性を認めています($p<0.001$)．糖尿病のある人でも検討を行い，有意差は認めなかったものの，同様の結果が得られました（**図 5-8**）．禁煙後に体重が増加しても，心血管疾患の発生が抑制されたことから，今後自信を持って禁煙を勧めてよいですね．もちろん体重が増えないほうがよいので，食事や運動のアドバイスも忘れず行って下さい．

2）飲酒の及ぼす影響

　糖尿病の療養指導において，食事療法では○はいけません，△はやめましょう，と言ってしまいがちな場面が多くあります．血糖値を下げるためとは言え，何かがマイナスになる指導が長続きするでしょうか？それよりも何かと"置き換える"，前と違うやり方に"挑戦する"，とした方がやる気が出るのではないでしょうか？もちろん指導は，きちんとした裏付けを持ってすべきことですから，飲酒と血糖コントロールについてのデータから紹介してみましょう．

(1) 飲酒と血糖コントロール

　日本臨床内科医会が12811名を対象に行った調査結果を，長年会長を務められた後藤（由夫）先生が報告しておられます[10]．この数字は男女の糖尿病患者を合わせたもので，アルコールを飲まない方の割合が6割以上を占めていました．**表 5-1**は男性のみ（6664例）の集計結果で，これによるとHbA_{1c}（ここではJDS値）がもっとも良かったのは，飲酒量が日本酒換算で1合未満のグループでした．さすがに3合以上になると，HbA_{1c}が高くなる傾向が認められました．喫煙については，吸わないグループが最もHbA_{1c}が低く，本数が多くなるほど高くなっていました．末梢神経障害を合併する割合も，2合未満の群で最も低いという結果でした．

　もちろんこの報告は，飲酒が血糖コントロールを改善させるという意味ではなく，食事療法が守られていれば少量の飲酒の影響はないということです．適度な飲酒習慣が継続できるかどうかは，食事療法次第ですねと説明をして下さい．また少なくとも週1回は休肝日をとることも必要でしょう．最近では，ゼロカロリーを謳ったビール等も多く出回るようになりました．こちらを紹介すると，思ったよりたくさんの方が全部，あるいは一部を切り替えたと言ってくれます．これは"置き換え"の一つの方法ですが，皆さんでいろいろと工夫されるとよいでしょう．

表 5-1. 飲酒量と血糖コントロール

	一日の量	例数（割合%）	HbA1c (%)
飲酒 （日本酒換算 1日量）	飲まない 1合未満 1合以上3合未満 3合以上	2,878 (43) 1,054 (16) 2,370 (36) 362 (5)	7.12 ± 1.56 6.93 ± 1.42 7.03 ± 1.44 7.31 ± 1.50
喫煙 （1日の本数）	吸わない 20本未満 20本以上40本未満 40本以上	4,027 (61) 925 (14) 1,417 (21) 295 (4)	6.96 ± 1.44 7.08 ± 1.54 7.26 ± 1.56 7.54 ± 1.66

【後藤由夫：アルコールの常用は糖尿病によいか悪いか．糖尿病診療マスター 7 (6)：545-549, 2009.】

Point 適度な飲酒習慣の継続の可否は，食事療法にかかっている．

(2) 飲酒と冠動脈疾患

　一般人において，適量のアルコール摂取と冠動脈疾患の間に負の相関があることが知られていました．糖尿病患者でも同じことが言えるのかどうかを調べたのが Ajani ら[11]の研究です．冠動脈疾患の既往のない米国の男性医師 87938 名を対象とし，平均 5.5 年間の観察を行いました（Physician's Health Study）．この中に 2790 名の糖尿病患者を含んでいます．飲酒習慣により全く／ほとんど飲まない，毎月，毎週，毎日の 4 群に分類しました．冠動脈疾患による死亡は 850 例で，非糖尿病者が 717 例，糖尿病患者が 133 例でした．冠動脈疾患による死亡のリスク比は，全く／ほとんど飲まない群を 1 とすると，非糖尿病者で毎月 1.02，毎週 0.82，毎日 0.61，糖尿病患者でそれぞれ 1.11，0.67，0.42 でした．（**図 5-9**）．

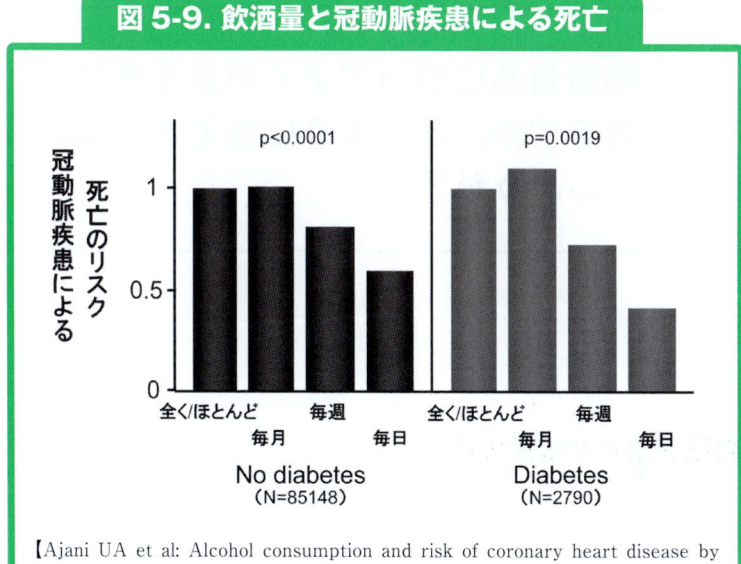

図 5-9. 飲酒量と冠動脈疾患による死亡

【Ajani UA et al: Alcohol consumption and risk of coronary heart disease by diabetes status. Circulation 102（5）: 500-505, 2000.】

Point 飲酒が毎日という群でも，決して多量の飲酒をしているのではないことに注意する．

　ここで注意したいのは，飲酒が毎日という群でも，少量〜中等量のアルコール消費に留まっているという点です．決してたくさん飲むことを推奨しているのでないことは，血糖コントロールのところで述べた結論と同じですね．しかしタバコと違って，アルコールは飲み方によってはメリットもあることを強調して終わりたいと思います．

Q. 健康食品についてよく相談を受けるのですが，どのように答えたらよいでしょうか？

4. 糖尿病治療と健康食品

　糖尿病の患者さんが健康食品を利用している割合は，決して低くないと思われます．ところが多くの教科書では，健康食品についてきちんとした解説を行っていません．その理由はおそらく，糖尿病治療に本来あるはずがないものとされてきたためでしょう．しかし私たち医療関係者に相談なく使用し，血糖コントロールに影響を与えている可能性は否定できません．そこで今回は，広島県地域保健対策協議会が平成17年に行った健康食品の利用に関するアンケート調査結果を紹介し，私たちはどう対応すればよいのかを考えてみましょう．

　アンケートは平成17年10月から11月に行われ，県民公開講座・区民まつりの参加者，県内薬局の来店者，薬学部学生の合計1732名を対象としました．内訳は公開講座393名，区民まつり330名，薬局786名，薬学生223名でした．性別では男性28.7%，女性71.3%と女性が多数を占め，年齢は19歳以下3.7%，20〜39歳34.1%，40〜59歳32.3%，60〜79歳が27.6%，80歳以上が2.4%でした．

　アンケートの内容は，**表5-2**に示すように9問から成り立っています．質問2でいいえと答えた場合は，質問8以下を答えるようにしてあります．質問3については，実際に使用している健康食品の具体的な種類につい

表5-2. アンケートの質問項目

問1. 健康食品に興味，関心がありますか？
問2. 健康食品を使ったことがありますか？
問3. 現在健康食品を使用していますか？
問4. 健康食品を使用する理由は何ですか？
問5. 購入時に参考にする情報は何ですか？
問6. 健康食品はどこで入手しますか？
問7. 利用する際に注意していることはありますか？
問8. 健康食品にどのような印象を持っていますか？
問9. 健康食品のどのような情報が必要ですか？
（問2でないと答えた場合は問8以下を答える．）

て自由に記載する欄を設けました．問4～6，問8，9についても自由記載欄があり，この5問については複数回答を可能としました．なお健康食品の定義（**コラム3**参照）はこの調査では行わず，回答者が自分の考えや経験に基づいて答えていることに留意して下さい．

問1の健康食品への興味・関心については，対象者の75％以上があると回答していました．年齢が高くなるほど興味・関心を持つ人は増加し，80歳以上では80％を超えていました．次いで健康食品の使用経験について尋ねたところ（問2），7割以上の対象者があると回答しました．年齢別にみると，問1と同様に年齢が高くなるほど使用経験が増えています．また女性において，使用経験のある割合が男性よりも高くなっていました．

健康食品の使用経験のある1282名に，問3で現在使用しているかどうか質問しました．その結果は43.9％が毎日，36.3％が時々使用となっています．年齢別では，60～79歳において，毎日使用する割合が5割を越えていました．次に，現在使用中の健康食品についての調査結果を示

コラム3. 健康食品の定義

患者さんからは様々な相談があると思いますが，まずはデータに基づいて説明が可能な下記の内容を把握するように努めましょう．

(1) 特定保健用食品

この特定保健用食品と，(2) の栄養機能食品を合わせて保健機能食品と言い，国が表示を許可しているものです．血糖値が気になる方に適する食品はもちろんですが，糖尿病と合併しやすい高血圧，脂質異常症についても，血圧・コレステロールが高めの方に適する食品，食後の中性脂肪を抑える食品までさまざまなものがあります．保健機能成分（商品例）としては，以下に掲げるものが代表的でしょう．

① L-アラビノース（アラビノシュガー）

② グァバ茶ポリフェノール（蕃爽麗茶）

③ 難消化性デキストリン（健茶王）

④ 小麦アルブミン（グルコデザイン）

⑤ 豆鼓エキス

(2) 栄養機能食品

ビタミン類，ミネラル類のうち，一定の条件を満たすものが該当します．

(3) サプリメント

「いわゆる健康食品」と呼ばれる中で，このグループに含まれるものが非常にたくさんあります．日本健康・栄養食品協会では，食品衛生法に基づいて認定制度を設けていますが，これによらず流通しているものが多い現状です．

これら以外にも，さまざまな民間療法があって，全てを把握することは到底できません．

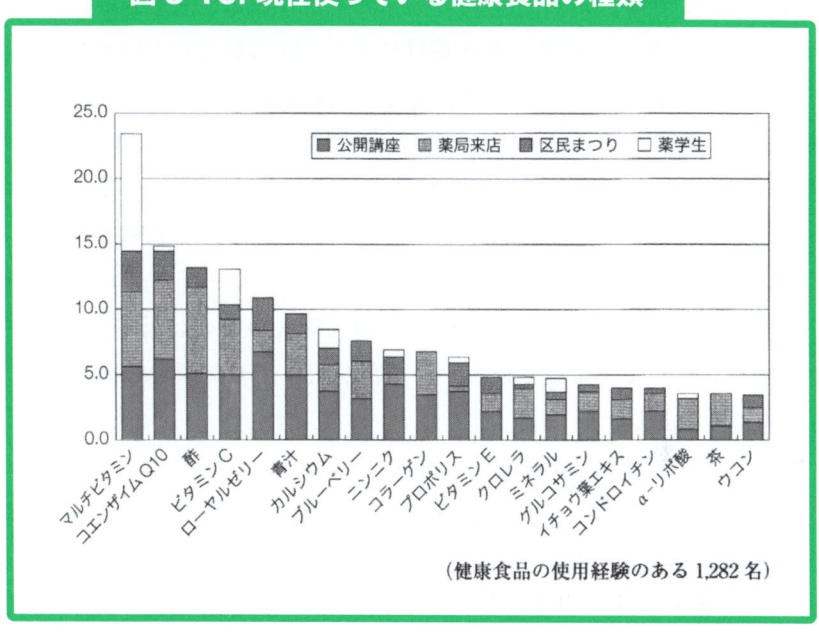

図 5-10. 現在使っている健康食品の種類

凡例：公開講座　薬局来店　区民まつり　薬学生

（健康食品の使用経験のある 1,282 名）

したのが**図 5-10**です．対象の内訳ごとに，回答者数を100とした場合の，その食品を使用している割合で示しています．上位20種までの中では，ビタミン，CoQ10，酢，ローヤルゼリー，青汁等が上位を占めているのがおわかりでしょう．

今度は，健康食品を使用する理由について，使用経験のある対象者に質問しました（問4）．「健康保持・増進」が6割以上を占め，「栄養補給，疲労回復」がこれに続いています．一方で「病気の予防や治療」という回答が21.6％もあり，健康食品を医薬品のようにとらえている可能性がうかがわれました．男女別にみると，女性では「美容のため」という回答が多くみられました．

問5では，やはり使用経験のある対象者について，健康食品の購入時に参考にする情報を聞きました．「商品説明書」という回答が最も多かったのですが，「知人の勧め」が2番目に多く30.8%を占めていました．調査が平成17年だったこともあるのでしょうか，インターネットによる情報収集は少数でした．また男女別では，女性において「知人の勧め」の割合が高くなっています．次に健康食品の入手先について，使用経験のある人を対象に調査を行っています（問6）．「薬局で入手する」が半数以上を占めており，続いて「知人・家族」，「スーパー・コンビニ」の順でした．インターネット，訪問販売，個人輸入の割合は低率でしたが，年齢が高くなるほど薬局での入手の割合が減り，通信販売の割合が増える傾向にありました．

　問7では，健康食品を利用する際に注意している事項を，使用経験のある対象者に聞いています．「摂取目安量・注意事項」などの製品情報が半数近くを占め，「特にない」，「医師・薬剤師に相談する」がこれに続きました．「薬と一緒に服用しない」は8.8%と少数でしたが，必要な薬を飲まない可能性もあると思われました．年齢別にみると，製品情報と答えた割合が年齢とともに減り，医師・薬剤師に相談する割合が増加していました．

　最後に，健康食品に対する印象についての調査結果をお示ししましょう（問8）．「健康によい」，「栄養素が効果的に摂取できる」がいずれも35%台を占め，次いで「病気の予防になる」が21.1%でした．比較的少数意見でしたが，「食品だから薬より安全」に11.3%，「副作用がない」に6.5%の回答があったことは要注意と思われました．

　この調査は一般住民を対象の中心とし，アンケート形式，しかも無記名で行っています．日常診療の中で聞くよりも，より自由に意見を記入できた可能性が考えられます．また公開講座受講者や薬店来客者など，比較的興味を持っている人が多いことも考慮すべきですが，それでも使

用経験者が7割を越えていた事実に注目しなければなりません．また利用する際に，医師・薬剤師に相談すると答えた割合が，決して多いと言えなかったことにも反省すべき点があります．

　健康食品に，医薬品と同等の効果を期待することは不可能です．これからは，健康食品に関する正しい情報を，十分に伝えていく必要があると思います．同時に，医療サイドから患者さんに聞く姿勢，あるいは患者さんが気軽に相談できる雰囲気づくりも求められるのではないでしょうか．

【参考文献】

1) Nonaka K et al: Parallel dysfunction of pancreatic A, B and PP cells in insulin dependent diabetes. Endocrinol Jpn 27 (Suppl 1): 127-133, 1980.
(対象の細かい背景が記載されていないが，2型糖尿病でもグルコース静注に対するインスリン分泌反応が悪いことは，かなり罹病期間の長い症例が選択されたものと予想される．そうであっても，この論文が，低血糖に対するグルカゴンの分泌不全を明らかにしたことの価値が変わるものではない)

2) 香野修介ほか：糖尿病患者における低血糖閾値変動に関する検討．糖尿病 41 (2)：1089-1094, 1998.
(血糖コントロールの悪い患者が，血糖値が正常範囲にあるのに低血糖症状を訴えることを経験する．本文中に解説した内容とは別に，血糖値が高いのに低血糖という矛盾した現象を説明できる)

3) Haneda M and Morikawa A: Which hypoglycemic agents to use in type 2 diabetic subjects with CKD and how?. Nephrol Dial Transplant 24(2): 338-341, 2009.
(論文の内容は本文中で詳しく解説している)

4) 石井均：低血糖の及ぼす患者心理負担．糖尿病診療マスター 9 (6)：615-618, 2011.
(縦軸のITR-QOLNの内容は，論文中に詳述されている)

5) Gandhi GY et al: Intensive intraoperative insulin therapy versus conventional glucose management during cardiac surgery. Ann Intern Med 146（4）：233-242, 2007.
（論文の内容は本文中で詳しく解説している）

6) The NICE-SUGAR study investigators: Intensive versus conventional glucose control in critically ill patients. N Engl J Med 360（13）：1283-1297, 2009.
（論文の内容は本文中で詳しく解説している）

7) 寺島秀夫：集中治療患者に対するインスリン療法．プラクティス 30（3）：325-335, 2013.
（Van den Berghe らの 2001 年の論文と NICE-SUGAR スタディで，なぜ異なる成績が得られたかについて解説し，厳格な血糖管理の妥当性について言及している）

8) Orth SR et al: Effects of smoking on renal function in patients with type 1 and type 2 diabetes mellitus. Nephrol Dial Transplant 20（11）：2414-2419, 2005.
（論文の内容は本文中で詳しく解説している）

9) Clair C et al: Association of smoking cessation and weight change with cardiovascular disease among adults with and without diabetes. JAMA 309（10）：1014-1021, 2013.
（論文の内容は本文中で詳しく解説している）

10) 後藤由夫：アルコールの常用は糖尿病によいか悪いか．糖尿病診療マスター7(6)：545-549, 2009.
（論文の内容は本文中で詳しく解説している）

11) Ajani UA et al: Alcohol consumption and risk of coronary heart disease by diabetes status. Circulation 102（5）：500-505, 2000.
（論文の内容は本文中で詳しく解説している）

Index

英文

CKD の重症度分類　32
　――診療ガイド　31
　――2012　32
Epalrestat の治療効果　28
HbA₁c　15
　――と死亡・ADL 低下の関係　20
　――の見かけ上の改善　67
ICU 入室後の生存確率の推移　111
LDL-C 以外にも注目する　60
Non HDL-C　58
PROactive 試験（二次予防）　39
RAS 阻害薬による早期腎症の改善　34

あ

アキレス腱反射と罹病期間・HbA₁c　26

い

インクレチン関連薬　96
飲酒と冠動脈疾患　118
飲酒量と冠動脈疾患による死亡　119
飲酒量と血糖コントロール　118
インスリン　95
　――治療　87
　――注射ができなくなる　86
　――抵抗性改善薬　95

か

家庭血圧　50
　――と心血管疾患による死亡　51

き

起立性低血圧の有無　8
喫煙が腎機能に及ぼす影響　115
喫煙と細小血管障害　114
　――の及ぼす影響　113
　――による体重増加は有害か？　114

く

グルカゴン分泌の推移　97

け

経過観察のために行う検査　17
経口血糖降下薬　87
頸動脈雑音の聴診　7
血圧コントロールと網膜症の進展　53
血糖コントロールの急激な悪化　66
血糖値　12
血糖値と膵臓がん発症の関係　64
健康食品の種類　123
健康食品の定義　122

127

Index

こ
降圧目標の達成率（JSH2009） 54
高浸透圧高血糖症候群（HHS） 89
高齢者糖尿病 83

さ
細小血管障害 52

し
脂質異常・糖尿病と心血管イベント 57
手術中の平均血糖レベルの推移 109
出産後の糖尿病発症頻度 77
術後の血糖コントロール 107, 108, 110
初診時に行う検査 12
食後高血糖改善薬 95
神経障害の自覚症状の頻度 25
診察で必要な機器 6
身体所見 6
——と末梢動脈性疾患 8
振動覚 8

す
スタチン・EPA 併用による脳卒中再発抑制 61
ステロイドによる高血糖の特徴 91
ステロイド投与と血糖日内変動 93
ステロイド糖尿病 91
——の治療 93

せ
足背動脈の触診 7

た
体重減少 66
耐糖能と脳卒中の発症率 37

て
低血糖と QOL の関係 106
——と認知機能障害 86
——と認知症の密接な関係 42
——にどのように対応するか？ 103
——の有無とエピネフリン分泌閾値 103
——への対処方法 100
——症状を分類する 100
——時の自覚症状の比較 43
適正な血糖コントロール目標 88

と
疼痛に対する治療薬 29, 30
糖尿病とがん 62
——と感染症 68
——と高血圧 50
——と脂質異常症 56
——と手術 107
——と認知機能障害 41
——と脳血管障害 36
——におけるグルカゴン分泌異常 101
——における認知症の頻度 41

Index

と
糖尿病に多い感染症　68
──の検査　12
──患者における感染症（2001年～2005年）　69
──患者に多いがん　66
──患者の血中Cペプチド　17
──患者の低血糖の特徴　101
──治療とタバコ・アルコール　113
──治療と健康食品　120
──診療とPOCT　14
──腎症　31
──神経障害　24
──の診断　25

に
日常診療における留意点　66
日本人糖尿病の死因　63
尿検査　13
尿中アルブミン　33
妊娠と劇症1型糖尿病　82
──糖尿病　76
──のスクリーニング　79
──の管理　80
──の診断　77
──の診断基準　78
──の定義　76
──への介入効果　81
認知機能障害　41
認知症治療の新しい展開　44

の
脳梗塞の一次予防　38
──，二次予防　36
──の二次予防　38

ひ
膝反射・アキレス反射　7

ふ
服薬管理ができなくなる　86

め
メトホルミンとがん発症の関係　65
──のS. aureus増殖

も
問診　2
──で聴取すべき項目　5

や
薬剤性低血糖と年齢・腎機能　104

よ
抑制効果　72

129

「Patient Education Library」シリーズ ①
糖尿病療養指導が上手になる本

2014年2月15日　第1版第1刷 ©

著　　者　　大久保　雅通
発 行 人　　尾島　茂
発 行 所　　株式会社　カイ書林
　　　　　　〒 113-0021　東京都文京区本駒込4丁目 26-6
　　　　　　電話　03-5685-5802　FAX　03-5685-5805
　　　　　　E メール　generalist@kai-shorin.com
　　　　　　HP アドレス　http://kai-shorin.com
　　　　　　ISBN　978-4-904865-13-2　C3047
　　　　　　定価は裏表紙に表示

印刷製本　モリモト印刷株式会社
　　　　　© Masamichi Okubo

JCOPY ＜(社)出版者著作権管理機構　委託出版物＞
　　本書の無断複写は著作権法上での例外を除き禁じられています．複写される場合は，その
つど事前に，(社) 出版者著作権管理機構 (電話 03-3513-6969, FAX 03-3513-6979, e-mail: info@
jcopy.or.jp) の許諾を得てください．